Astrid Krüger

Trichotillomanie – oder wenn Haare zum Zwang werden

Erklärungen zur Umschlagzeichnung:

Haarpracht: Darüber werden Frauen oftmals als Frauen definiert. Volles Haar symbolisiert Schönheit, Kraft und Anmut, daraus folgt Selbstbewußtsein, Erfolg und Karriere.

Unbedecktes Haupt: Man fühlt sich nackt und ungeschützt, ist auf der Suche nach Halt.
Der Griff ins Haar hält dem Druck, nämlich dem Ziehen und Zwirbeln nicht stand und signalisiert beim Ausreißen die eigene Schwäche, die sich eventuell sonst nicht direkt eingestanden wird.

Uschi Broichhagen, 2001

Astrid Krüger

Trichotillomanie – oder wenn Haare zum Zwang werden

Die Erfahrungsberichte von 26 Betroffenen
mit Trichotillomanie aus aller Welt

Vorwort der Dipl.-Psych. Annett Neudecker

Die Namen einiger Personen in
diesem Buch wurden auf Wunsch
der Betreffenden geändert.

Umschlaggestaltung: Bernd Tillenburg
Umschlagzeichnung: Uschi Broichhagen
Zeichnungen im Buch: Uschi Broichhagen
Herstellung: Books on Demand GmbH
Printed in Germany
ISBN 3 8311-3266-6

Inhalt

Inhalt (Fortsetzung)

Vorwort

Trichotillomanie, auch bezeichnet als „zwanghaftes Haareausreißen", wird überwiegend in das Spektrum der Zwangskrankheiten eingeordnet. Bis vor einigen Jahren wußte man kaum etwas darüber; auch in der wissenschaftlichen Fachliteratur wurde Trichotillomanie als ein recht seltenes Phänomen gehandelt.
Betroffene schildern oft, daß sie lange Zeit glaubten, die einzigen mit dieser „Macke" zu sein, was nachvollziehbar zu der Tendenz führte, ihre Gewohnheit und deren Folgen voller Scham und Schuld zu verbergen. Andere berichten, daß sie sich nur wenig verstanden fühlten, wenn sie den Mut aufbrachten, doch einmal einem Arzt oder Therapeuten davon zu berichten. Vielleicht ist so ein kleiner Teufelskreis entstanden, in dessen Ergebnis die Häufigkeit von Trichotillomanie deutlich unterschätzt wurde.

Erst in den letzten zehn bis 15 Jahren trat die Thematik im Zuge neuer Entwicklungen im Bereich der Zwangserkrankungen mehr in den Vordergrund, allerdings überwiegend in den USA. Eine dort durchgeführte Studie zeigte, daß etwa jeder 200ste Mensch irgendwann einmal in seinem Leben über einen längeren Zeitraum zwanghaft Haare ausreißt. In Deutschland wären das fast 400.000 Personen. Trotzdem gab es kaum Informationen für Betroffene bzw. Therapeuten, die die Aufnahme einer Behandlung erleichtern würden.

Den Bemühungen einer in Deutschland lebenden Amerikanerin, die an Trichotillomanie leidet, ist es zu verdanken, daß etwa seit 1993 auch hier Forschungsaktivitäten begonnen wurden, die zum einen das Ziel verfolgen, mit dem Störungsbild verbundene offene diagnostische

Fragen zu klären, andererseits aber auch Aussagen über hilfreiche Behandlungsformen machen wollen.
Noch sind hier längst nicht alle Fragen beantwortet; im Gegenteil. Mit der Entwicklung neuer diagnostischer Möglichkeiten (z.B. bildgebender Verfahren in der Neuroradiologie) entstehen viele neue Ideen, deren Umsetzung noch aussteht. Auch bezüglich der bevorzugten Therapieformen (Verhaltenstherapie und medikamentöse Behandlung) besteht durchaus noch Entwicklungsbedarf. Eine Untersuchung an der Verhaltenstherapie-Ambulanz des Universitätsklinikums Hamburg zeigt zwar eine Symptomreduktion in den meisten Fällen, aber eben nicht in allen.

Parallel dazu entstand ein gewisses Medieninteresse an Trichotillomanie, was zu einer vermehrten Information und Aufklärung der Betroffenen führte. Immer, wenn eine solche Sendung ausgestrahlt oder ein solcher Bericht erschienen ist, melden sich im Anschluß eine ganze Reihe von Betroffenen, die erleichtert sind, nicht die einzigen zu sein, und nach Behandlungsmöglichkeiten fragen. Teilweise entsteht auch Kontakt zu Selbsthilfegruppen, von denen sich in Deutschland in den letzten Jahren einige gebildet haben. Hier bestehen gute Möglichkeiten, andere Betroffene kennen zu lernen und Erfahrungen auszutauschen, was von vielen als äußerst hilfreich erlebt wird.

Die folgenden Kapitel können natürlich nicht alle Fragen und Probleme lösen. Sie richten sich überwiegend an Betroffene und verfolgen ein übergeordnetes Ziel: Information. Nur wenn ich über „meine“ Erkrankung und potenzielle Behandlungsmöglichkeiten einigermaßen Bescheid weiß, kann ich entsprechende Schritte auswählen und umsetzen.

Deshalb beginnt das Buch mit einer Darstellung der wichtigsten Störungsmerkmale. Im weiteren Verlauf erfahren Sie von Betroffenen aus aller Welt, was sie über ihre persönliche „Trichotillomanie-Geschichte" zu berichten haben. Vielleicht finden Sie sich in der einen oder anderen Schilderung wieder, vielleicht macht Ihnen eine Schilderung Mut, noch einmal eine Therapie zu versuchen; vielleicht finden Sie auch einfach Anregungen zur Selbsthilfe. Die derzeit bevorzugten Therapieformen werden beschrieben, genauso wie die formalen Möglichkeiten zu einer solchen Behandlung zu kommen. Für weitere zusätzliche Informationen werden hilfreiche Quellen und Kontaktadressen genannt.

Lassen Sie uns dieses Buch als einen ersten, wichtigen Schritt betrachten, Sie zum Experten für Ihre eigene Erkrankung werden zu lassen.

Hamburg, im Februar 2001 *Annett Neudecker*

Annett Neudecker
Diplom-Psychologin an der
Verhaltenstherapie-Ambulanz des
Universitätsklinikums Hamburg-Eppendorf,
Klinik und Poliklinik für
Psychiatrie und Psychotherapie

Einleitung

Wie kommt jemand, der selbst keine Trichotillomanie hat, auf die Idee, ein Buch über genau diese Erkrankung zu schreiben?

Die deutsche Website zum Thema fand ich bei einer meiner Recherchen im Internet durch bloßen Zufall. Damals kam mir die Idee, einen Artikel zu diesem Thema zu verfassen. Ich selbst hatte bis zu diesem Zeitpunkt noch nie von dieser Störung gehört oder gelesen.
Auf der Suche nach Hintergrundmaterial für den Artikel kam ich mit immer mehr Betroffenen ins Gespräch, die ihre Sorge zum Ausdruck brachten, daß praktisch keine Literatur hierzu im deutschsprachigen Raum existierte.

Damit war die Idee zu diesem Buch geboren!

Ich möchte besonders all denen danken, die mir halfen, dieses Projekt in relativ kurzer Zeit auf die Beine zu stellen, sei es durch ihre persönlichen Erfahrungsberichte, weiterführende Informationen, Übersetzungshilfen oder ihr bloßes Zuhören, während ich die eine oder andere Idee entwickelte.

Astrid Krüger
Juli 2001

Was ist Trichotillomanie?

Definition

Der französische Hautarzt, François Hallopeau (1849 - 1919), setzte den Begriff der „Trichotillomanie" aus den griechischen Wörtern „trichos" (Haar), „tillein" (ziehen) und „mania" (Wahnsinn) zusammen. Heute wird eine Manie dem Bereich der Psychosen zugeordnet. Dennoch beschreibt der Begriff an sich genau den Zwang, der hinter dem Haarziehen steckt.

Krankheitsbild

Betroffene werden von dem Impuls beherrscht, sich die Haare auszureißen, was in der Folge zu einem sichtbaren Haarverlust führt.
Die Diagnose „Trichotillomanie" sollte nicht gestellt werden, wenn vor Auftreten der Störung eine Hautentzündung bestanden hat, oder wenn das Ausreißen der Haare Reaktion auf ein Wahnphänomen oder eine Halluzination ist.

Symptome

Hauptsymptom der Trichotillomanie ist das zwanghafte Ausreißen von Körperhaaren. Die Störung kann sowohl das Auszupfen von Kopfhaaren, aber auch von Wimpern, Augenbrauen, Schamhaaren sowie sämtlichen anderen Körperhaaren beinhalten.
Betroffene empfinden eine gewisse Anspannung vor dem Haarausreißen. Danach stellen sich Gefühle wie Freude, Zufriedenheit oder Erleichterung ein. Das ist nicht immer auf Anhieb spürbar. Oftmals ist auch Langeweile der Auslöser und das entlastende Gefühl danach

wird unmittelbar durch den Ärger auf sich selbst überlagert.
Es gibt auch Patienten, die nach dem Auszupfen auf den Haaren herumkauen oder sie sogar essen. Das wird dann als Trichophagie bezeichnet. Oftmals wird gerade das Herumknabbern auf der Haarwurzel als besonders angenehm empfunden.

Auftreten der Krankheit

Trichotillomanie wird im Kindesalter etwa gleich häufig bei Jungen und Mädchen beobachtet. Im Jugend- und Erwachsenenalter zeigt sich dagegen eine Mehrheit an weiblichen Betroffenen.

Untergruppen

Die sogenannte frühe Form tritt vielfach vor dem sechsten Lebensjahr auf. Sie hält zumeist nur wenige Monate an und spricht gut auf einfache verhaltenstherapeutische Maßnahmen an.
Die späte Form beginnt in der Pubertät. Sie neigt zu Gewöhnung und wird häufig chronisch.

Begleitstörungen

Angsterkrankungen
Zwangserkrankungen
Depressionen
Alkohol- oder Drogenmißbrauch
Persönlichkeitsstörungen

Häufigkeit

Nach einer von Christenson et al. in den USA durchgeführten Prävalenzstudie aus dem Jahre 1991, leiden

0,6 Prozent der Bevölkerung im Laufe ihres Lebens nachweisbar über einen gewissen Zeitraum an Trichotillomanie.
Der Anteil derer, die an einem sichtbaren Haarverlust durch das Haarziehen leiden, ohne alle Kriterien zu erfüllen, liegt deutlich höher (1,5 Prozent bei Männern; 3,4 Prozent bei Frauen).
Daher kann davon ausgegangen werden, daß Trichotillomanie gar nicht so selten ist, wie ursprünglich angenommen.

Diagnostische Zuordnung

Nach DSM-IV und ICD-10 wird Trichotillomanie den „Störungen der Impulskontrolle" zugeordnet. Damit würde sie dem Bereich zugehören, der auch Erkrankungen wie Spielsucht, Pyromanie oder Kleptomanie beinhaltet.
Das scheint gerechtfertigt, da es Betroffenen nicht möglich ist, dem Impuls, an den Haaren zu ziehen, zu widerstehen.
Auch das Auftreten einer wachsenden inneren Anspannung vor dem Haarauszupfen und dem Gefühl von Glück und Befriedigung danach, entspricht diesem Schema.
In der US-amerikanischen Literatur findet sich jedoch immer wieder die Forderung, Trichotillomanie den Zwangsstörungen, wie beispielsweise Wasch- oder Kontrollzwängen zuzuordnen.
Die hauptsächlichen Übereinstimmungsmerkmale liegen hierbei in einer Spannungsreduktion durch und einer Rückkehr von Spannung und Ängsten nach der Handlung sowie der Einsicht in die Sinnlosigkeit des Verhaltens.
Trichotillomanie beinhaltet jedoch andererseits keine Änderung der Symptomatik im Laufe der Zeit, während

bei Zwangsstörungen häufig ein Symptom durch ein anderes abgelöst wird.

Im Jahr 1995 stellten Hollander und Wong erstmalig eine neue Gruppe der sogenannten „Obsessive-Compulsive Spectrum Disorders“ vor. Diese würde eine neue Form der Zuordnung bieten. Hier finden sich Erkrankungen wie Eßstörungen, Impulsive Persönlichkeitsstörungen, Dissoziative Störungen und Impulskontrollstörungen wieder.
Alle aufgeführten Erkrankungen zeichnen sich durch aufdringliche Zwangsgedanken und/oder sich wiederholende zwanghafte Verhaltensweisen aus.

Entstehung

Wie bei anderen psychischen Erkrankungen wird auch hier davon ausgegangen, daß ein Serotoninungleichgewicht im Gehirn an der Entstehung von Trichotillomanie beteiligt sein könnte. Es ist jedoch keinesfalls nachgewiesen, daß Trichtotillomanie dadurch entsteht. Ebenso wie bei der Zwangsstörung weiß man nicht, ob es eine Ursache oder eine Folge der Erkrankung ist.
Die Grundlage dieser Annahme bildet die wichtige Rolle, die Serotonin nachweislich bei der Entstehung von Depressionen spielt. Hierbei leiden die betroffenen Personen offensichtlich an einem Serotoninmangel im synaptischen Spalt.

Bezüglich der psychologischen Komponente fällt insbesondere der Beginn des Haarausreißens, der in den meisten Fällen zum Zeitpunkt der Pubertät liegt, ins Auge. Diese Lebensphase ist oftmals von einem gewaltigen Auf und Ab der Gefühle gekennzeichnet.
Fallen in diese Zeit noch weitere belastende Ereignisse wie die Trennung von oder der Eltern, Schwierigkeiten in

der Schule oder der Verlust eines nahen Angehörigen, kann sich der innere Druck so sehr steigern, daß die Trichotillomanie ausgelöst wird.

Trichotillomanie an sich ist nicht erblich. Oft geschieht das erste Ausreißen entweder durch Zufall oder wird von anderen übernommen.
Auffallend ist, daß sich Studien zufolge, der Betroffene häufig als gehemmt und emotional sehr wenig belastbar zeigt. Besonders bemerkenswert ist dabei eine hohe Erregbarkeit. Es kann allgemein davon ausgegangen werden, daß bei diesen Persönlichkeiten eine hohe Anspannung besteht, die nicht nach außen hin abgebaut werden kann.

Behandlung

Bei der Behandlung von Trichotillomanie spielen seit einigen Jahren die sogenannten Serotonin-Wiederaufnahme-Hemmer (abgekürzt SSRI, „Selective Serotonin Reuptake-Inhibitors") eine große Rolle.
Amerikanischen Untersuchungen zufolge wird von einer Besserung der Symptomatik bei bis zu 60 Prozent der Patienten berichtet. Entscheidend hierbei werden jedoch Untersuchungen sein, die den Zeitraum nach Absetzen des Medikaments mit erfassen.
Alternativ oder zusätzlich zu einer medikamentösen Behandlung bietet sich für den Betroffenen eine Psychotherapie an. Welche Methode den Vorzug erhält, kann jedoch nur in enger Abstimmung zwischen Patient und Arzt in jedem einzelnen Fall individuell entschieden werden.
Schon heute scheint jedoch klar zu sein, daß es bei Trichotillomanie keine Standardbehandlung geben wird, sondern eine individuell auf den jeweiligen Betroffenen zugeschnittene Methode.

Glossar:

DSM-IV ist die Abkürzung für „Diagnostisches und statistisches Manual psychischer Störungen, 4. Auflage". Das DSM-IV wird von der Amerikanischen Psychiatrischen Gesellschaft (APA = American Psychiatric Association) herausgegeben.

ICD-10 ist das aktuelle Internationale Diagnoseschema der Weltgesundheitsorganisation (WHO).

Literatur:

Neudecker, A.; Hand, I; Münchau, N.
Trichotillomanie – eine Sonderform der Zwangsstörung?
Erschienen in: Mundt, Ch.; Linden, M.; Barnett, W.
Psychotherapie in der Psychiatrie
Springer Verlag, Wien New York, 1997,
S. 221 - 225

Christenson GA.; Pyle RL.; Mitchel, JE.
Estimated lifetime prevalence of trichotillomania in college students
Erschienen in: J. Clin Psychiatry (United States), Oct. 1991, 52 (10), S. 415 - 417

Erfahrungen

Amanda aus Südafrika

An welchem Punkt soll man damit beginnen die Geschichte seines Lebens zu erzählen? Gut, laß uns einfach anfangen und sehen, wohin es führt, okay?

Ich wuchs in einem sehr glücklichen Elternhaus als älteste von vier Töchtern auf. Obwohl ich manchmal der Meinung war, daß ich mehr Aufmerksamkeit benötigen würde, war es keine großartige Sache. Ich wurde auch niemals belästigt oder hatte irgend ein traumatisches Erlebnis, als ich jung war.
Damals hatte ich sehr lange Haare. Sie wurden zum ersten Mal abgeschnitten, als ich elf war. Das fühlte sich oben auf dem Kopf sehr merkwürdig an und schon fing ich an, mir dieses „fremde" Haar auszuziehen. Seitdem habe ich immer nach den dicken, drahtigen, lockigen Haaren Ausschau gehalten, um daran zu ziehen.
So habe ich mich mein ganzes Leben sehr merkwürdig gefühlt. Ich dachte, ich bin verrückt, habe ein verdrehtes Gehirn, keine Selbstkontrolle oder -disziplin. Es kam mir so vor, als ob ich eine „dunkle" Seite in mir hätte, von der niemand etwas wüßte.
Ich fühlte mich wie ein „defekter" Mensch und haßte mich selbst an jedem Augenblick eines Tages, an jedem Tag in einem Jahr, 21 Jahre lang.
1992 stand meine Ehe auf der Kippe und meine Zieherei wurde sehr schlimm. Wir gingen zu einer Beratungsstelle, jedoch ohne Erfolg. In einer der Sitzungen dort, in die ich alleine ging, erzählte ich der Therapeutin, daß ich mir die Haare ausreiße.

Das war eine der schwierigsten Sachen, die ich je in meinem Leben gemacht hatte. Ich weinte 45 Minuten lang, bevor ich ihr erzählen konnte, warum ich dort war. Es war mir unmöglich, ihr zu sagen, daß ich mir mein Haar ausziehe.
Zu diesem Zeitpunkt sah ich in einem Magazin einen Artikel über Trich und fragte die Therapeutin hoffnungsvoll, ob es das wäre, was nicht in Ordnung mit mir sei.
Nachdem sie sich mit einigen Kollegen beratschlagt hatte, erklärte sie mir, daß sie alle zusammen zu dem Ergebnis gekommen wären, daß ich keine Trichotillomanie hätte. Es wäre nur wegen der Scheidung und dem Streß in meinem Leben, daß ich es täte. So hatte mir eine kluge Fachfrau dem Sinn nach mitgeteilt, daß das alles mein eigener Fehler wäre.

Durch meine eigene Zielstrebigkeit und eine Wette mit meiner Schwester, hörte ich danach auf zu ziehen. Es war großartig. Zum ersten Mail nach 17 Jahren konnte ich mir das Haar so schneiden lassen, wie ich wollte.
Äußerlich sah alles wunderbar aus. Ich bekam sogar eine Menge Komplimente wegen meiner Haare von Leuten, die nichts über meine Haarausreißerei wußten. Man würde meinen, daß mich das hätte glücklich machen müssen. Es gab keine neugierigen Blicke mehr, keine merkwürdigen Kommentare, und niemand tuschelte hinter meinem Rücken. Ich war mit meinem Äußeren zufrieden...
Trotzdem haßte ich mich noch wegen der, die ich tief in meinem Inneren zu sein glaubte. Ich hatte ein tiefes, dunkles Geheimnis, von dem niemand etwas wußte.
Mein Geheimnis war das folgende: Ich hatte aufgehört mir die Haare am Kopf auszuziehen, diese Tätigkeit aber durch das Auszupfen der Haare unterhalb meines Kinns ersetzt. Kein Haar war vor mir sicher, an den Armen, den Beinen, das Schamhaar.

Ich schämte mich so sehr und konnte nicht damit aufhören. Da ich geschieden war, konnte niemand sehen, was ich mir selber antat. Als Christ hatte ich eine harte Zeit mit mir selber zurecht zu kommen, mit dieser Lüge, mit der ich lebte.

Vier Jahre später traf ich meinen jetzigen Ehemann. Er war mein erster Freund. Wir waren damals fünf Jahre zusammen, bevor wir auseinandergingen, um jemand anderen zu heiraten und uns scheiden zu lassen. Als wir über unsere Hochzeit sprachen, stand ich da mit meinem Geheimnis und wußte nicht, was ich damit machen sollte.

Der 18. August 1996 war einer der größten Tage in meinem Leben. Damals suchte ich im Internet nach dem Wort „Haarziehen". Ich entdeckte dort, daß ich die Krankheit sehr wohl habe (nach den Kriterien, mit denen eine solche Störung in Fachkreisen beschrieben ist und nach dem Lesen eines „schwarzen Brettes").
Sofort sah ich, daß ich genau die gleichen Dinge fühlte und dachte wie jeder andere auf dem „schwarzen Brett". Ich fing an zu weinen und hörte monatelang nicht mehr auf damit.
Es war in einem die dunkelste und emotionalste Zeit meines Lebens. Nicht einmal die Scheidung konnte da heranreichen. 21 Jahre voller versteckter Gefühle, Verletzungen und Schmerzen kamen ans Tageslicht.
Mein Ehemann, damals noch Verlobter, reagierte großartig. Er hörte mir einfach zu, unterstützte mich weiterhin und liebte mich, egal, was ich ihm über mich erzählte.
Mein ganzes Leben lang habe ich dieses Geheimnis bewahrt, aus Angst, daß die Leute es herausfinden und mich zurückstoßen könnten. Im Endeffekt passierte genau das nie. Jedem, dem ich es erzählte, in Tränen aufgelöst, war unwahrscheinlich verständnisvoll und unter-

stützte mich. Niemand hat mich zurückgewiesen – jeder reagierte einfach wunderbar.

Im folgenden findet ihr meinen ersten Brief ans „schwarze Brett“:

„Hallo,

es sind jetzt zwei Wochen her, daß ich dieses „schwarze Brett“ entdeckte. Momentan erlebe ich wegen euch die wohl gefühlvollste Zeit meines Lebens (das meine ich positiv!).
Nach 21 Jahren des Versteckens und der Geheimnisse, wurde ich von all den Fesseln der Jahre befreit, in dem Augenblick, als ich eure Geschichten und über eure Gefühle las. Gefühle, von denen ich glaubte, daß ich sie nicht haben dürfte, da ich mir all das angetan habe, mich selber zu verstümmeln. Wie sollte ich mich da beschweren?
Ich habe mir selbst nie gestattet zu weinen. All diese Gefühle habe ich versteckt, sogar vor mir selbst. Und plötzlich fühle ich und weine, weine, weine.
Es ist jedoch so wunderbar, daß ich jetzt in der Lage bin zu weinen, wegen all dieser Verletzungen und der Einsamkeit. Ich habe Leuten von dieser Sache (diesem Monster) erzählt, und ihnen sogar Details beschrieben, von denen ich annahm, daß ich sie niemals jemandem erzählen würde.
Es ist einfach wundervoll, daß jedes kleinste Detail der Dinge, die ich gemacht habe, auch von so vielen anderen Menschen gemacht wird.

Seitdem ich dieses Brett gefunden habe, geht es mir gut. Die letzten Tage habe ich aufgehört, mir die Haare auszuziehen, obwohl es nicht einfach war. Wenn ich den Drang danach verspüre, denke ich an euch alle, die ihr

vielleicht genau im gleichen Moment genau das selbe erlebt und es hilft mir wirklich.
Ich denke, daß es mir am meisten hilft, daß der Teufelskreis durchbrochen ist. Ihr wißt: Haarausreißen, sich selbst hassen, denken, daß man häßlich ist, fürchterlich usw., und daß niemand einen je mehr mag. Und dann fängt es wieder an.
Jetzt, wo ich realisiere, daß ich mich so nicht fühlen muß, daß ich immer noch in Ordnung bin, obwohl ich es mache, und daß es nicht mein Fehler ist, das hilft mir wirklich. Ich habe das Gefühl, daß der Herr mich zu diesem „schwarzen Brett" geführt hat. Ich möchte ihn dafür preisen. Ich bete für uns alle,

Amanda."

Zu diesem Zeitpunkt glaubte ich wirklich, daß ich von der Krankheit geheilt sei. Der Herr gab mir so viele Versprechungen in dieser Zeit.
Sechs Wochen später hatte ich jedoch einen furchtbaren Zusammenbruch. Ich war auf der Arbeit. Plötzlich sah ich viele Haarwurzeln vor meinem inneren Auge und der Drang zu ziehen, war unwahrscheinlich groß. Ich war am Boden zerstört.
Ich glaubte so sehr daran, daß der Herr mich heilen und diese Störung von mir nehmen würde. Dabei war ich unglaublich ärgerlich auf den Herrn, daß er gestattete, daß mir so etwas passiert.
Dann las ich auf dem Brett von einer Diät, aber ich zog sie für mich nicht in Betracht. Tatsächlich erzählte ich meinem Ehemann, daß ich mir eher alle Haare ausreißen würde, als diese Diät durchzuführen.
Ich bin süchtig nach Süßigkeiten und konnte mir nicht vorstellen ohne Schokolade, Süßigkeiten und Kondensmilch (meinem absoluten Favoriten) zu sein, und das noch nicht einmal für einen einzigen Tag!

Nach dem Zusammenbruch war ich jedoch so verzweifelt, daß ich gewillt war, absolut alles zu tun, diesen Drang loszuwerden. Ich beschloß, der Diät einen Versuch zu geben, obwohl es mir zu diesem Zeitpunkt sehr schwierig und fast unmöglich erschien. Sie änderte mein Leben jedoch auf eine dramatische Art und Weise!!! Der Drang verschwand nach einem oder zwei Tagen. Seither habe ich nie wieder zurückgeschaut.

Ich fand es sehr schwierig, die Diät einzuhalten, physisch, aber auch emotional. Oft war ich sehr ärgerlich und aufgelöst und fragte: Warum ich? Aber der Herr war gut zu mir und brachte mich durch diese schwierige Zeit. Am 29. September 1997 begann ich mit der Diät und halte sie seither. Grundsätzlich ziehe ich nicht mehr und 99 Prozent der ganzen Zeit habe ich keinen Drang mehr danach. Das finde ich sehr viel, noch wertvoller, als ohne das Ziehen zu sein.
Je mehr die gefühlsmäßige Heilung vorangeschritten ist, je mehr habe ich erreicht und den Leuten über meine Störung erzählt. Das wirklich merkwürdige an dieser Geschichte ist, daß 80 Prozent der Leute, denen ich davon erzählt habe, jemanden kennt, der es auch macht. Und ich habe all die Jahre über gedacht, ich wäre die einzige Person auf der Welt, die so etwas tut.

Heute leide ich immer noch an Trichotillomanie, aber ich bin emotional geheilt von den Jahren der Verletzung, die von dieser Störung herbeigeführt wurde. Ich bin darüber sehr glücklich und lebe in Frieden mit mir selbst und Gott. Ich bete den Herrn an für den Weg, den er mit mir zurückgelegt hat.
Heute ist jeder Tag noch immer ein Tag der Wahl. Der Wahl darüber, ob ich das „schlechte“ Essen zu mir nehme oder nicht, der Wahl, ob ich ziehe oder nicht.

Und, obwohl ich den Drang nicht mehr verspüre, ist das Bedürfnis zu ziehen immer noch da. Ich bin die einzige, die entscheiden kann, ob ich mir die Haare auszupfe oder nicht.
Ich bin dankbar, daß ich durch die Diät das Haarziehen durch reine Selbstdisziplin unter Kontrolle halten kann. Ich danke dem Herrn dafür, daß er es besser wußte als ich. Ich bat ihn darum, die Störung von mir zu nehmen. Er tat es nicht, aber er gab mir die emotionale Heilung, die viel, viel wichtiger ist. Danke, Gott!

Das untenstehende habe ich geschrieben, als ich ein Jahr lang frei davon war, an meinen Haaren zu ziehen, ein Jahr mit der Diät. Es war wie ein Fest!

„Ich habe Trichotillomanie. Als ich anfing meine Haare auszureißen, war ich elf. Jetzt bin ich 33.
Vor einem Jahr fing ich an mit dem Internet zu arbeiten und plötzlich veränderte sich mein ganzes Leben. Vor einem Jahr fand ich heraus, daß ich eine Störung habe, die sich Trichotillomanie nennt. Vor einem Jahr realisierte ich, daß ich nicht die einzige Person auf der Welt bin, die das machte, was ich tat.
Ich lernte, daß ich eine von Millionen Menschen bin, die an Trichotillomanie leiden. Wir leiden jedoch alle im Stillen, im Verborgenen und in Beschämung.
Vor einem Jahr fand ich heraus, daß ich nicht verrückt bin. Vor einem Jahr weinte ich nahezu das erste Mal in meinem Leben, monatelang, nahezu ohne aufzuhören.
Zum ersten Mal konnte ich mir selbst erlauben zu weinen. Davor mußte ich alle Gefühle zurückhalten. Was sollte ich ansonsten den Leuten erklären, warum ich weinte?
Wenn ich es ihnen gesagt hätte, hätte ich ihnen auch etwas über mein „Geheimnis" erzählen müssen. Und das hätte ich unter gar keinen Umständen gemacht.

Obwohl ich so sehr geweint habe, war es ein „heilsames Weinen". Ich wurde von innen heraus gereinigt.

Vor einem Jahr konnte ich erstmalig die Gefühle spüren, die ich mir niemals selbst zugestanden habe in all den Jahren. Ich konnte mir erlauben, Schuld, Ärger und Beschämung zu empfinden.
Dazu konnte ich mir erlauben, mich selber zu bedauern. Ich war ärgerlich wegen all der Bemerkungen, die mir im Lauf der Jahre gemacht wurden, wegen der dummen Ratschläge, die ich bekam und wegen der Leute, die mich angestarrt haben.
Zum ersten Mal konnte ich wütend werden auf die Leute, die mich so behandelt haben, anstatt zu glauben, daß ich es selbst herbeiführte.
Vor einem Jahr war ich sehr wütend auf Gott, daß er erlaubte, daß mir das passierte, daß er es nicht von mir nahm, obwohl ich ihn so oft darum bat.
Vor einem Jahr lernte ich, daß es nicht mein Fehler war und auch nie gewesen ist! Ich lernte, daß ich das Opfer war und nicht der schuldige Teil, obwohl ich es mir selbst antat.
Damals begriff ich, daß ich nichts tat, was es hervorrief. Ich bin geboren worden mit diesem Problem, aber ich habe nichts getan, um es hervorzurufen.

Vor einem Jahr fing ich an zu verstehen, wer ich war, warum ich das machte, was ich tat und warum ich mich so fühlte, wie ich es tat. Ich fing an zu verstehen, warum ich immer ein extrem schlechtes Selbstvertrauen gehabt habe, obwohl ich fast alles unternommen habe, was ich auch wollte.
Dann fing ich an zu begreifen, warum ich das tat und zustande brachte, obwohl es nie gut genug für mich war. Der Grund war, daß ich über die anderen Dinge Be-

scheid wußte, die ich machte - Dinge, die jedes Ziel, das ich hatte, so überwältigten.
Vor einem Jahr fing ich ganz langsam an, mich selbst zu lieben und zu akzeptieren, die ganze unwahrscheinliche Schuld loszuwerden und den Selbsthaß, den ich hatte.
Vor einem Jahr konnte ich aufhören, mich so zu verletzen.
Vor einem Jahr fing ich an, einigen Leuten zu erzählen, daß ich Trichotillomanie habe. Anstelle der Zurückweisung, die ich 21 Jahre lang befürchtet habe, bekam ich viel Liebe und Akzeptanz.
Niemand wies mich zurück, niemand verachtete mich, niemand lachte mich aus. Tatsächlich bekam ich jede Menge Liebe, Sympathie, Akzeptanz und Unterstützung. Ich danke und preise Gott dafür.

Heute verstehe ich immer noch nicht, warum Gott dieser Störung erlaubte, Teil meines Lebens zu sein, aber ich weiß, daß er daran arbeitet und mich liebt. Ich bat so oft darum, daß ich in der Lage sein würde, es einfach zu stoppen, einfach so.
Das passierte nie, aber mit dem Wissen, das ich habe, das ich eine Störung namens Trichotillomanie habe, hat er die Schmerzen und die Verletzungen von 21 Jahren geheilt - eine Heilung, die nicht möglich gewesen wäre, wenn er nur einfach den Drang von mir genommen hätte. Er hat mir Liebe und Akzeptanz gegeben, die ich niemals für möglich gehalten hätte.

Meine Bitte ist, daß das, was ich geschrieben habe, jemand anderem helfen möge, zu erkennen, daß es Liebe, Hoffnung, Akzeptanz und ein normales Leben gibt, trotz Trichotillomanie. Möge der Herr uns alle stark machen."

Zwei Jahre später...

Ich wurde gefragt, ob ich nicht an den Haaren ziehen würde, wenn ich Streß habe. Das Untenstehende war meine Antwort darauf. Ich glaube aber, daß es auch aufzeigt, wie mein Leben mit Trich heute aussieht - zwei Jahre, nachdem ich das „schwarze Brett“ entdeckte und herausfand, daß ich nicht verrückt oder alleine war.

„Trich ist kompliziert, das ist sicher! Streß macht die Dinge definitiv schlimmer. Aber in den letzten zwei Jahren hat sich mein Leben dramatisch verändert. Ich denke, daß ich mit vielen Gefühlen, die Streß in meinem Leben verursacht haben, umgehen kann (Gefühle, die direkt mit Trich zu tun haben).
Ich fand auch viele der Trigger heraus, die die Trichotillomanie bei mir verursachten, schwierige Situationen wie Lesen, Fernsehen, Auto fahren usw.
Einen großen Einfluß auf meine Zieherei hatte auch mein juckender Kopf. Sieh, ich zog, obwohl ich alles leugnete. Ich zog, aber ignorierte alle Gedanken daran. Ich glaubte, daß ich zog, weil mein Kopf juckte und ich versuchte, den Juckreiz loszuwerden. (Ich erinnere mich daran, meinen Kopf heftig geschüttelt zu haben, weil ich dachte, daß es Fliegen wären, die meinen Kopf so jucken ließen.)

Als ich die Entdeckung der Trich machte, wurde ich mir meiner Haarausreißerei bewußt. Dabei realisierte ich, daß das Zupfen den Juckreiz auf meinem Kopf nicht vertreiben würde. Zu diesem Zeitpunkt wurde auch die Gewohnheit des Ziehens durchbrochen.
Trich ist keine Angewohnheit. Es fängt an wie ein Drang, aber nachdem du 21 Jahre lang immer das gleiche gemacht hast, befindest du dich in einer gewissen

Situation. Sicherlich hat sich dabei eine Art von Gewohnheit etabliert.
Später wurde diese Gewohnheit durchbrochen. Die schwierigste Zeit habe ich zumeist, wenn ich mit dem Auto fahre. Ich habe immer noch die Angewohnheit, dabei mit den Haaren zu spielen. Dieser Teil meiner „Gewohnheit“ war der schwierigste, ihn zu durchbrechen.
Ich denke, genau das gleiche passierte mir mit Streß. Ich bin mir jetzt meiner Hände sehr wohl bewußt, wenn ich gestreßt bin und ich denke, mein Gehirn weiß jetzt, daß das Ziehen nicht gegen den Juckreiz hilft.
Ich denke, daß ich sagen kann, daß ich im letzten Jahr keinen Drang wegen Streß hatte. Ich habe Zeiten gehabt, in denen ich wütend auf die Welt war und dachte... ich könnte auch ziehen... Darüber habe ich ernsthaft nachgedacht... bis ich feststellte, daß ich damit niemand anderem, außer mir selbst, weh tun würde.

Aber ernsthaft, im letzten Jahr hatte ich Zeiten von unwahrscheinlichem Streß. Vor zwei Wochen hatte ich eine echt harte Zeit. Alles wurde mir zuviel - es kam mir so vor, als wenn ich auf einen Nervenzusammenbruch zusteuern würde. Trotzdem hatte ich niemals den Gedanken zu ziehen in meinem Kopf. Niemals!!!
Trich ist so kompliziert. Ich denke, wenn wir anfangen, darüber nachzudenken, Trigger zu identifizieren und die speziellen Zeiten etc. - sind wir schon weit gekommen...
Aber auch wenn ich das sage - ohne die Diät wäre ich nicht so weit, wie ich heute bin, ohne jeden Zweifel. Ohne die Diät, ist der Drang die ganze Zeit da (bezogen auf den Zucker, den ich konsumiert habe, ist das kein Wunder). Und ohne die Diät ist es mir unmöglich, dem Drang zu widerstehen.

Momentan arbeite ich daran, mich von einer schwierigen Situation fernzuhalten. Ich habe meine Beine gewachst

und ich weiß, daß das ein Risiko ist. Ich möchte ziehen und diese Haare auskratzen - ich liebe das.
So ist der Samstag morgen für mich eine schwierige Zeit. Ich habe die Gelegenheit, ein langes Bad zu nehmen, dann ist die Haut schön weich. Unglücklicherweise sind gewachste Beine eine große Herausforderung für einen Betroffenen mit Trichotillomanie.
Es ist bedauerlich, daß mein Mann Samstag morgens arbeitet und ich allein und gefährdet zurückbleibe. Ich suche noch nach einer Lösung dafür.
Da ich auch an den Schamhaaren gezogen habe, ist es für mich schwierig auf die Toilette zu gehen (diesen Ort kann ich bedauerlicherweise nicht vermeiden!). Aber Louis ist mir eine große Unterstützung. Es dauerte eine Zeit ihn zu überzeugen, aber jetzt ruft er nach mir, wenn ich zu lange auf der Toilette verbringe. Ich bat ihn darum es zu tun, und obwohl er es anfänglich nicht wollte, hilft er mir jetzt, indem er mich ruft - und das hilft mir wirklich.
Gestern morgen war er im Bad und rief plötzlich: Amanda, was tust du? Alles was ich sagte, war: Danke. Und er wußte Bescheid. Ich war gerade mit der Pinzette beschäftigt (an meinen Beinen) und konnte nicht damit aufhören (du weißt wie das ist) - als er rief, durchbrach das die Trance und ich konnte aufhören.
Ich hoffe, daß euch das verstehen hilft, wie es mir jetzt geht.“

Meine Theorie, die Trichotillomanie zu stoppen

Meiner Meinung nach besteht die Trich aus verschiedenen Komponenten. Unten sind die für mich wichtigsten genannt.

- Das Trich Monster - der Drang
- Der juckende Kopf

- Die Gewöhnung an Trich
- Gestreßt/gelangweilt sein.

Der gefühlsmäßige Teil ist, nicht von Trich zu wissen, sich selbst zu hassen, Gefühle wie Wertlosigkeit, Hoffnungslosigkeit etc. Ich glaube, bevor etwas hilft, muß da der richtige und ehrliche Wille sein, damit aufzuhören.
Manchmal dauert es eine Zeit, bis man diesen Punkt erreicht hat, aus verschiedenen Gründen. Aus der Ungläubigkeit, daß man es wirklich schaffen könnte mit dem Ziehen aufzuhören, dem Gefühl, daß man zu schwach ist, es zu tun, oder vielleicht wegen der vielen mentalen Verletzungen, mit denen man sich zuerst beschäftigen muß.
Aus welchen Gründen auch immer, wenn du nicht den wirklichen Wunsch hast aufzuhören, verschwendest du deine Zeit mit Pillen oder einer Behandlung usw. Es gibt keine Wunderpillen, nur harte, harte Arbeit und Durchhaltevermögen.
Pillen, Diäten, Vitamine etc. können dir nicht dabei helfen nein zu sagen, sie können nur in deinem Kampf helfen. Aber im Endeffekt mußt du selber die Wahl treffen, immer und immer wieder, Tag für Tag. Unglücklicherweise wird das so gehen bis zum Ende deines Lebens.
Das hört sich hart an, aber je eher du das realisierst und akzeptierst, desto eher kannst du die notwendigen Veränderungen durchführen (die Arbeit für dich) und der Heilungsprozeß kann beginnen.
Möge Gott dir den Mut und die Stärke für diesen Kampf geben.

Physische Dinge, die mir halfen, gegen das Ziehen anzukommen

Die Diät ist mein absoluter Lebensretter. Sie nimmt diesen unkontrollierbaren Drang von mir weg. Wenn ich „schlechte" Dinge zu mir nehme, verspüre ich den Drang am nächsten Tag und dann gibt es einfach keine Selbstkontrolle die stark genug ist, mich am Ziehen zu hindern. Mit der Diät kann ich meine Haarausreißerei, zusammen mit Selbstdisziplin, kontrollieren.

Eine inoffizielle „Verhaltenstherapie": Ich fand heraus, daß ich meine Hände beschäftigt halten muß, besonders am Anfang. Ich besorgte mir Streßbälle, weiche Bälle und mein Favorit ist so etwas wie Knetgummi. Ich habe immer noch einen Teil davon in der Nähe meines Lenkrads im Auto.
Zu fahren war eine schwierige Zeit für mich. Es gehörte so zum Fahren dazu, Gänge wechseln, die Hand zu den Haaren führen, die Hand herausnehmen, um um die Ecke zu fahren, die Hand wieder an die Haare...
Ich habe es immer so gemacht, seitdem ich angefangen habe Auto zu fahren, und es war sehr schwierig für mich, diesen Teil meiner Gewohnheit zu durchbrechen. Ich benutze meinen Knetgummi immer noch nahezu jeden Tag in meinem Wagen.

Meine Routine und üblichen Gewohnheiten zu ändern.

Ich hörte kürzlich auf zu lesen und Fernsehen zu schauen. Das war nicht geplant (ich bin gerade frisch verheiratet, ihr wißt schon!), aber ich bin sehr glücklich darüber. Es half mir definitiv, da es mich aus meinen normalen Zieh-Gewohnheiten herausnahm.

Es half mir auch, daß die meiste Zeit jemand um mich herum war. Ich zog niemals vor den Augen anderer Menschen, so half es mir sehr mit zwei Söhnen und einem neuen Ehemann beschäftigt zu sein.

Meinen juckenden Kopf zu akzeptieren.

Bevor ich von Trich hörte und meine Gefühle und Gedanken verleugnete, dachte ich (unbewußt), daß der Juckreiz aufhören würde, wenn ich mir die Haare ausziehe. Ich habe gelernt, mit dem juckenden Kopf zu leben, wissend, daß die Zieherei den Juckreiz nicht wegnimmt. Ich arbeite noch daran, hierfür eine Lösung zu finden. Ich versuche es als nächstes mit einer speziellen Seife in meinem Shampoo.

Niemals ein Haar anfassen.

Wenn du dein Haar einmal berührst und die einzelnen Haare fühlst, spürst du wie drahtig und lockig sie sind. Es ist sehr schwierig, dann noch damit aufzuhören.

Niemals das erste Haare ausziehen!

Es hört sich komisch an, aber solange du dich daran hindern kannst, das erste Haar auszuziehen, kannst du immer noch aufhören. Wenn du einmal das erste Haar ausgezogen hast, kannst du fast nicht mehr damit aufhören. Das ist die Art, wie ich selbst nach 18 Jahren permanenten Ziehens aufgehört habe. Meine Schwester wettete mit mir, daß ich ihr zehn Rand *(die südafrikanische Währung, Anmerkung der Autorin)* geben müßte für jedes Haar, das ich auszog. Ich war damals sehr arm und konnte es mir nicht leisten, ein Haar auszuziehen. So zog ich das erste Haar nicht mehr aus. Es half wirklich!

Amy aus den USA

Ich bin 28 und fing an mir die Haare auszuziehen, als ich zwölf war. Damals ging ich mit einer Freundin spazieren, die sich darüber beschwerte, daß ihr Haar zu dünn sei. Ich bemerkte, daß mein Haar zu dick ist. Dabei dachte ich mir, daß ich es ein bißchen ausdünnen könnte, indem ich einige Haare auszog, so daß es „normal“ aussehen würde. Das versuchte ich einige Wochen lang, verlor jedoch das Interesse.

Einen Monat später hatte ich eine Streptokokkeninfektion. Danach zog ich ein bißchen an den Haaren, zumeist hinter den Ohren. Meine Haarausreißerei legte sich kurz danach wieder, als meine Mutter mich anschrie, da sie überall Haarbüschel fand.
Etwas später fand ich eine Läusenisse an einer Haarsträhne und war besessen von dem Gedanken, daß ich Läuse hätte. Mehrere Stunden am Tag verbrachte ich wie in Trance damit nach Läusen zu suchen. Ich fand jedoch nie wieder eine.
Meine Mutter unterrichtet die erste Klasse und einmal pro Jahr gab es „Läusealarm“. Immer, wenn ich davon hörte, fing ich an, mein Haar zu durchsuchen.
Zu dem Zeitpunkt als ich 16 war, hatte ich mich bis zur Haarkrone meines Kopfes vorgearbeitet. Damals hatte ich Haare, die mir bis auf die Schultern gingen und ich trug sie immer offen.
Natürlich konnte meine Mutter die Markstück großen kahlen Stellen sehen, die auf meinem Kopf entstanden waren und setzte mir so zu, daß mir der Gedanke kam,

ich müßte weiter verstreut an den Haaren zupfen oder mir das Haar immer hochstecken.
Seit dieser Zeit hatte ich Phasen, in denen ich mehr oder weniger zog. Eine Zeitlang spezialisierte ich mich auf graue Haare. Das war die einzige Zeit, wo ich einen Spiegel zur Hand nahm, um zu ziehen.
Jetzt habe ich so viele graue Haare, daß sie mich nicht mehr stören. Jetzt ziehe ich nur noch, wenn ich eine Menge Streß habe und direkt vor meiner Periode.

Auf meinem Kopf gibt es Haare von unterschiedlicher Beschaffenheit. Ich befühle sie, um besonders drahtige und gekringelte zu finden. Einmal hab ich eins ausgezogen und hatte dabei kurzfristig das Gefühl, daß Wasser über meinen Kopf liefe.
Jetzt ziehe ich in der Hoffnung, daß sich dieses Gefühl wiederholt. Ich schaue auch gerne nach den Wurzeln und löse sie vom Haar ab, obwohl ich sie niemals in den Mund stecke, wie andere es machen.
Zwar kenne ich die Zusammenhänge nicht, aber ich weiß, daß viele sich für gleichzeitig auftretende Erkrankungen oder Ereignisse interessieren. Ich fing mit dem Rupfen nach einer Streptokokkeninfektion des Halses an, was, wie man sagt, in gewissem Zusammenhang stehen soll.
Als ich acht Jahre alt war, habe ich mir bei einer einzigen Gelegenheit, einer Mutprobe, eine Hand voll Haare ausgerissen. Die Stelle entzündete sich und mir gefiel das Gefühl, wie sich Schorf bildete. Außerdem bin ich über einen Zeitraum von vier Jahren sexuell belästigt worden und kam aus einem etwas gewalttätigen Elternhaus. Trotzdem glaube ich nicht so ganz, daß das etwas mit Trich zu tun hat.

Ich habe nie Medikamente wegen der Trich genommen und zur Zeit benutze ich nur orale Kontrazeptiva und

nichts anderes. Seit vier Jahren habe ich keine kahle Stelle mehr gehabt, obwohl ich erheblich dünneres Haar habe, oben auf dem Kopf.
Glücklicherweise habe ich sehr dickes Haar, so fällt es nicht so leicht auf. Immer wenn ich lange Haare habe, suche ich nach Spliß, so halte ich die Haare kurz.
Ich leide an einem starken prämenstruellen Syndrom, etwas an Depressionen und zeitweise an Panikattacken (Herzrasen, Schwindel, Weltuntergangsstimmung, die Unfähigkeit laut zu sprechen), aber nicht mehr so stark wie zu dem Zeitpunkt, als ich noch jünger war.
Ich bin jetzt an der Uni und studiere Neurowissenschaften. Dabei interessiere ich mich sehr für die chemischen Vorgänge im Gehirn bei dieser Störung, führe jedoch keine Laborversuche durch.

Um die Haarausreißerei zu kontrollieren, habe ich keine Diät ausprobiert, da ich herausfand, daß die Lebensmittel dieser Diät keine Trigger für mich sind. Ich werde von Streß getriggert und Aktivitäten, in denen ich meine Hände nicht benutze, wie Lesen und Fernsehen.
Um es zu stoppen, lese ich nicht mehr im Bett und modelliere mit Ton, während ich Fernsehen schaue.
Ich habe es nur meinem Mann erzählt und er ist sehr verständnisvoll und nett zu mir.

Anna-Marie aus Südafrika

Hi, mein Name ist Anna-Marie. Seit 35 Jahren lebe ich in Südafrika. Ich bin seit 14 Jahren mit Michiel verheiratet. Wir haben drei Töchter, die jüngsten sind Zwillinge.

Seit meinem elften Lebensjahr leide ich an Trichotillomanie. Es war sehr schwierig für mich damit umzugehen, da es keine Informationen über diese Erkrankung gab. Meine Eltern schoben es auf Streß und Depressionen. Sie brachten mich zu mehreren Ärzten und alle behandelten mich auf Streß.
Ich war immer sehr schüchtern und hatte niemals richtige Freunde. So war ich fast immer alleine. Es gab ein Jahr in meinem Leben, da trug ich sogar eine Perücke. Das war die Hölle für mich. Es kam mir so vor, als wenn ich ein anderer wäre.
Ich machte viele Versprechungen Gott gegenüber, damit er mir einfach half, mit dem Ziehen aufzuhören. Die meisten Versprechen hielt ich nicht ein, da es mir so vorkam, als wenn der Herr mich fallen gelassen hätte und mir nicht half.

Als wir 1986 heirateten, wußte mein Ehemann nicht, daß ich mir die Haare auszog. Ich hatte erst den Mut, es ihm zu erzählen, als unsere Zwillinge geboren wurden. Zu diesem Zeitpunkt entdeckte ich einen Zeitungsartikel. Amanda beschrieb darin, daß sie Trich hat, und daß es sich dabei um eine Krankheit handelt.
Ich konnte fast nicht glauben, daß ich nicht mehr alleine war, unabhängig davon, daß ich glaubte, ich sei krank im Kopf. Daraufhin trat ich mit Amanda in Kontakt und fing

an, an mir selbst zu arbeiten. Manchmal hatte ich mich vollkommen unter Kontrolle, um im nächsten Moment ins Gegenteil umzuschlagen, so daß ich mir die meisten meiner Haare auszog. Ich hatte das Gefühl, ein hoffnungsloser Fall zu sein.
Dann fing ich an, Amanda bei ihrer Öffentlichkeitsarbeit mit Trich zu helfen. Dabei schloß ich Frieden mit der Tatsache, daß ich Trichotillomanie habe. Irgendwann schlug mir Amanda vor, die Diät zu versuchen. Ich fing auch damit an, hielt aber nicht lange genug durch. Bald war ich wieder da, wo ich angefangen hatte.

Seit der Geburt unserer Kinder litt ich an Depressionen. Manchmal waren sie so stark, daß ich mich nutzlos fühlte und der Meinung war, die traurigste Person zu sein, die Gott je geschaffen hat.
Ich nahm Anti-Depressiva. All das machte den Zustand, in dem ich mich befand, jedoch noch schlimmer. Jetzt nehme ich seit zwei Jahren Tabletten gegen das Prämenstruelle Syndrom und habe mich in meinem Leben nie besser gefühlt.

Im November 1999 hatte ich den Mut mit meinen Eltern zu sprechen. Ich war erleichtert, daß sie versuchten, mich zu verstehen, wegen dem, was ich tat.
Die Diät halte ich jetzt seit fünf Monaten und ich kann den Herrn nur loben für den Mut, den er mir gab, als auch für die Fähigkeit daran zu glauben, daß er mir hilft. Ich kann dem Herrn nur danken und ihn anbeten für die Hilfe und die Unterstützung, die er mir und meiner Familie zukommen läßt.
Es ist ein Vergnügen für mich, anderen Trichstern zu helfen und sie in ihrem Glauben zu unterstützen bezüglich der Tatsache, daß sie nicht alleine oder verrückt sind. Das ist das beste, was man für andere Betroffene tun kann.

Ich hoffe, daß Betroffene, die bisher noch nicht mit uns in Kontakt getreten sind, uns ansprechen werden. Es wäre schön, wenn sie alle für sich das Gefühl entwickeln würden, daß sie nicht alleine sind, und daß jeder von ihnen jemand besonderes ist.

Das Wichtigste für mich ist, dem Herrn zu danken für unsere Gruppe, dafür, daß ich anderen helfen kann und meinem Mann und meiner Familie, für all die Unterstützung, die sie mir bieten.

Carol aus den USA

Ich habe Trich seit meinem vierten Schuljahr. Damals fing ich an, meine Wimpern und Augenbrauen auszuzupfen. Deshalb habe ich mich sehr geschämt, da ich nicht wußte, warum ich es tat.
Die Leute sagten, daß ich meine Haare abschneiden würde und noch andere Dinge. Ich erklärte ihnen immer, daß das nicht stimmt.

Jetzt bin ich 18 Jahre alt und habe kürzlich wieder angefangen zu ziehen.
Heute zupfe ich an meinem Kopfhaar. Das verursacht große, kahle Stellen. Ehrlich gesagt weiß ich nicht mehr, was ich den Leuten erzählen soll. Ich sage einfach, daß es ein medizinisches Problem ist.
Aber es ist so unangenehm! Immer, wenn ich mich mit jemandem unterhalte, schaut er mir nicht ins Gesicht, sondern auf die kahlen Stellen auf meinem Kopf.
In wenigen Wochen werden in der Schule Photos aufgenommen und ich weiß nicht, was ich machen soll. Es ist schließlich nicht so, daß ich einfach aufhören könnte.

Zuerst zog ich mir ausschließlich die Haare aus, wenn ich nervös war. Jetzt zupfe ich wenn ich Auto fahre, Fernsehen schaue, meine Hausaufgaben erledige...
Ich habe Medikamente ausprobiert, aber sie haben mir nicht geholfen. Auch mit einer Psychotherapie habe ich es versucht. Die Therapeutin hat mir jedoch so viele Dinge unterstellt, die einfach nicht wahr sind.

So komme ich einfach nicht von der Stelle. Ich möchte wirklich aufhören zu ziehen, da es immer schlimmer wird. Das alles ist wirklich sehr belastend.
Meine Familie weiß, daß ich Trich habe. Meine Mutter sagt immer zu mir, ich solle damit aufhören. Sie möchte auch, daß ich mir noch einmal Medikamente verschreiben lasse.
Mein Vater denkt, daß es etwas anderes ist, was die Trich verursacht.
Dazu mußt du wissen, daß meine Eltern geschieden sind. Das sind sie, seitdem ich in der dritten Klasse war und mein Vater bezahlt keinen Unterhalt für mich.
Er erklärt mir immer, daß ich aufhören soll zu ziehen. Die ganze Zeit über möchte er, daß ich etwas tue, aber er will für nichts bezahlen, auch nicht für Medikamente...

Corinne aus den USA

Ich habe seit 21 Jahren Trich. Dabei ziehe ich an Wimpern, Augenbrauen und Kopfhaar. Ich bin 32 Jahre alt, verheiratet und Mutter zweier Kinder.
An das erste Mal, als ich gezogen habe, kann ich mich noch genau erinnern. Damals sah ich dabei zu, wie meine Mutter jeden Abend ihre Augenbrauen „pflegte".
Dabei dachte ich mir, daß das sehr interessant sei... So kam es, daß ich mir am nächsten Tag, im Klassenraum meiner sechsten Klasse, eine Braue auszog, um zu sehen, wie das war.
Unglücklicherweise war das alles, was ich brauchte. In dieser einen Sitzung zog ich mir alle Augenbrauen aus, die ich hatte. Ich entschuldigte mich und ging in den Waschraum, um zu sehen, was ich getan hatte. Es war schockierend, zwei rote Flecken zu sehen, da, wo meine Brauen sich sonst befanden.

Leider war der Schock über das, was ich getan hatte, nicht groß genug, um mich vom Ziehen abzuhalten. Nachdem ich alle Brauen ausgezupft hatte, machte ich sofort mit den Wimpern weiter. Bis zu dem Punkt, an dem ich alle ausgerupft hatte.
So kam es, daß ich im Alter von elf Jahren ohne eine einzige Augenbraue oder Wimper war. Wie du dir vorstellen kannst, waren die Kinder sehr grausam. Sie riefen mir alle möglichen Namen hinterher. „Fischgesicht" ist der, der mir am deutlichsten im Gedächtnis geblieben ist.
Ich versuchte, die anderen Kinder davon zu überzeugen, daß die Brauen und Wimpern „einfach über Nacht aus-

gefallen wären", aber bedauerlicherweise ermunterte sie das, mich um so mehr aufzuziehen. An spezielle Situationen jedoch kann ich mich nicht mehr erinnern. Ich habe es geschafft, einen Großteil davon aus meinem Gedächtnis zu verbannen.

Freunde hatte ich keine. Ich war diejenige, über die alle lachten.
Als wir die achte Klasse abschlossen, war ich die Zeremonienmeisterin. Meine Eltern waren da und meine Großeltern auch. Die Kinder riefen mir alle möglichen Namen hinterher, auch in Anwesenheit meiner Familie. Ich wollte mich einfach nur noch irgendwo verstecken.
Meine Eltern brachten mich zu einem Psychologen, als ich in der siebten Klasse war. Jedoch war zu dieser Zeit, etwa 1980, Trichotillomanie nicht allzu bekannt. Der Arzt konnte die Fragen meiner Eltern nicht richtig beantworten.
Er erklärte ihnen, daß es wahrscheinlich eine schlechte Angewohnheit sei, die sich auswachsen würde. Sie sollten einfach meine Hände beschäftigt halten.
Ich ging nur zweimal zu diesem Arzt. Danach versicherte ich ihm, daß ich mich wohl fühle und es nicht wieder tun würde. Meine Eltern schienen mit der Auskunft, daß es sich auswachsen würde, zufrieden zu sein.
Danach ging ich zu keinem Arzt mehr, bis ich 26 war. Er war Psychiater. Das einzige was er tat, war mir Medikamente zu geben (die bei mir keinen Erfolg hatten). Aber es gab keine Verhaltenstherapie oder so etwas.
Meine Mutter brachte mir jedenfalls alle möglichen Handarbeiten bei, um meine Hände beschäftigt zu halten, aber ich zog immer noch an den Haaren.
Ich denke, etwa vier Jahre nachdem ich angefangen hatte, meine Brauen und Wimpern auszuziehen, begann ich damit, an meinem Kopfhaar zu rupfen. Damals war ich etwa 15.

Ich glaubte, daß da so viele Haare wären, daß ich mir niemals einen ernsthaften Schaden zufügen könnte, wenn ich daran ziehe. Das war ein riesiger Irrtum von mir. Zu dem Zeitpunkt, als ich 26 war, waren der ganze Kopf oben und die Seiten oberhalb und hinter den Ohren kahl.

Dennoch habe ich mein Leben gelebt. Ich habe der Trich verboten, mich daran zu hindern zu heiraten, Freunde zu finden und Kinder zu bekommen. Schon vor der Hochzeit habe ich meinem Ehemann erzählt, daß ich mir die Haare ausreiße.
Es war sehr hart für mich, es ihm zu erklären, weil ich zu diesem Zeitpunkt keine Ahnung davon hatte, daß Trich eine richtige Störung ist. Ich erzählte ihm ganz einfach, daß ich meine Haare ausziehe und nicht wüßte, warum. Ich wollte, daß er es vor der Hochzeit weiß. Ich mußte einfach wissen, ob er mit mir leben konnte und mit diesem „eigenartigen" Tun, was ich da machte. Ich bin eine sehr glückliche Frau, da mein Mann niemals ein Thema aus meiner Haarzieherei machte. Er hat mich immer geliebt, egal wie viele Haare ich habe oder hatte.

Mit meinen Kindern habe ich nie über meine Trich gesprochen. Sie sind sechs und acht Jahre alt. Ich weiß, daß es ihnen bewußt ist, daß ihre Mami eine halbe Glatze hatte. Sie haben jedoch niemals etwas darüber gesagt. Kinder akzeptieren ihre Eltern sehr, wenn sie klein sind, und dafür bin ich sehr dankbar.
Letztens haben wir uns einige alte Familienbilder angeschaut und die Kinder sagten, „Mom, jetzt siehst du anders aus". Ich fragte sie, was sie damit meinten und sie sagten mir „du siehst besser aus". So bin ich mir sicher, daß sie sich dessen bewußt sind. Aber solange ich sie liebe und mich um sie kümmere, beschäftigt es sie nicht, ob ich Haare habe oder nicht ... - dem Himmel sei Dank.

1994 habe ich von Trich erfahren. Es war das erste Mal, daß ich lernte, daß mein „merkwürdiges“ Tun einen Namen hatte, und daß andere auch darunter litten.
Das alleine jedoch reduzierte meine Zieherei nicht. Wenn es etwas änderte, dann das, daß es mein Haarerupfen rechtfertigte, weil ich jetzt wußte, daß es andere auch machten. Daß es eine Störung war, und daß es nichts gab, was ich daran ändern konnte. Warum sollte ich es also versuchen?

Es war im Mai 1999 als ich beschloß einige Recherchen im Internet durchzuführen, um zu schauen, ob ich etwas über Trich fand.
Zu meiner großen Überraschung gab es eine Menge an Informationen. Ich fand die wohl wunderbarste Unterstützung durch eine Gruppe von 100 anderen Leuten, die auch an Trich litten.
Durch sie fand ich einen inneren Frieden, den ich vorher nie gekannt hatte. In der Lage zu sein mit Menschen zu sprechen, die verstanden, was es bedeutete sein Haar auszuziehen, war die erstaunlichste Sache.
Ich lernte, daß es nicht mein Fehler ist, daß ich Trich habe. Es macht mich nicht weniger wertvoll. Ich erkannte, daß man es kontrollieren kann.

Wie ich das geschafft habe? Diese Frage möchte ich wie folgt beantworten.

„Ich hatte über 21 Jahre lang Trich. Auf der Insel der Trichster im Internet bin ich vor 13 Monaten gelandet. Das erste, wovon ich hier hörte, waren Begriffe wie „Wachsamkeit“ und „Akzeptanz“. Wir alle hören diese Wörter jeden Tag und zu meinem Bedauern können sie genau das werden, was sie sind - einfach Wörter.
Sofort nachdem ich hier angekommen war, begab ich mich auf meine Reise auf dem „PF“-Pfad *(Anmerkung*

der Autorin: PF ist die Abkürzung für „pullfree", d.h. „ziehfrei"). Ich denke einmal, anfangs lag es an dem Adrenalin in meinem Blut, als ich auf die vielen Leute hier traf. Aber - dieser Zustand läßt irgendwann einmal nach und das war der Zeitpunkt, wo ich mich genau auf das konzentrieren mußte, was ich wollte.
So entmutigend und frustrierend sich das wohlmöglich anhört, ich habe die Trich an die erste Stelle in meinem Leben gerückt. Jeder Gedanke, den ich habe, jede Situation, in die ich mich begebe, alles, was ich esse, untersuche ich darauf, wie es mich und meine Trich belastet.
Ich bin immer wachsam und weiß jederzeit genau, wo meine Hände sich befinden und was sie gerade tun. Daher weiß ich sofort, wenn ich mich in eine gefährliche Situation begebe und kann mich umgehend zurückziehen, wenn irgend etwas mir Probleme bereitet.
Das ist viel einfacher gesagt als getan und eine ständige Quelle der Ermüdung, mentaler Ermüdung. Sich die ganze Zeit auf etwas zu 100 Prozent zu konzentrieren, ist eine Sache, die einen mental und gefühlsmäßig viel mehr erschöpft, als ich es je beschreiben könnte.
Es gibt Tage, da bin ich so erschöpft, daß ich bereits um 19.30 Uhr zu Bett gehe, um den Tag einfach hinter mich zu bringen. Das sind die Tage, an denen ich mich auf mein Bett lege und weine, bis keine Tränen mehr kommen. Das sind die Tage, durch die ich mich von Minute zu Minute quäle.
Glücklicherweise gibt es diese Tage inzwischen seltener als anfänglich. Vielleicht sind sogar die Tage am schlimmsten, an denen ich mir eingestehen muß, daß ich niemals in der Lage sein werde mir zu erlauben, nicht an Trich zu denken.
Ich schwelge nicht in meinem Erfolg. Statt dessen erinnere ich mich daran, daß ich, obwohl ich viel geschafft habe und darauf sehr stolz bin, so viele Jahre mit

Haarausreißen verbracht habe (20 Jahre), verglichen mit der Zeit, die ich ohne bin (gerade mal etwas über ein Jahr).

In vieler Hinsicht bin ich noch immer die gleiche Person, die vor 13 Monaten auf diese Insel kam, aber in vielen Punkten bin ich auch ganz anders.
Ja, ich bin eine Ehefrau, Mutter, Tochter und Schwester. Und es war sehr einfach für mich, mich in all diesen Titeln zu verlieren. Jetzt gestatte ich mir ein bißchen selbstsüchtig zu sein. Ich nehme mir die Zeit, die ich brauche. Dabei gestehe ich ein, daß ich, wenn ich mir selbst helfe, ich nicht auch noch für alle anderen dasein kann. Ich habe gelernt, daß ich mir das schuldig bin.
Das bringt mich zurück zu Wachsamkeit und Akzeptanz. Das sind ganz einfach dreisilbige Wörter mit einer dermaßenen Bedeutung. Sie sind nicht einfach Wörter für mich, sondern mein Leben. Diese Wörter haben mir geholfen, meine Antworten, mein Äußeres und das Monster in mir in eine neue Richtung zu lenken.

Im Laufe meines Lebens habe ich mich vielen Herausforderungen gestellt, aber die Herausforderung Trich ist die schwerste, die ich je hatte.
Heute, mehr als ein Jahr später, habe ich den ganzen Kopf voller Haare. Ich habe Brauen und Wimpern. Sicher, ich ziehe gelegentlich immer noch. Ich weiß, daß ich das für den Rest meines Lebens tun werde. Aber ich habe gelernt, daß ich die Dämonen in mir kontrollieren kann.
Ich bin zu dem Ergebnis gekommen, daß ich jeden Tag, für den Rest meines Lebens, gegen mich kämpfen muß, gegen was immer es ist, daß mich dazu führt, an meinen Haaren zu ziehen. Aber daß es okay ist, ich kämpfe nicht mehr allein. Ich bin eine von Millionen Menschen, die diese Störung haben und ich bin nicht länger alleine."

Ein kleines Anschreiben von Corinne an die Autorin:

„Astrid, das ist eine ziemlich zusammengefaßte Version meines Lebens mit Trich. Ich bin sehr offen und ehrlich diesbezüglich, Trich zu haben. Ich schäme mich nicht, darüber zu diskutieren. Ich hoffe, daß ich es geschafft habe, Dir zu helfen. Ich möchte Dir für das, was Du tust, danken. Dagmar erzählte mir, daß Trich nicht sehr bekannt ist in Deutschland, aber durch Leute wie Dich, werden andere herausfinden, daß sie nicht alleine sind und hoffentlich in der Lage sein, Frieden in diesem Wissen zu finden."

Dagmar aus Deutschland

Eigentlich bin ich ganz normal in einer Durchschnittsfamilie aufgewachsen.
Auch wenn im Zusammenhang mit Trichotillomanie davon berichtet wird, gab es in meiner Familie keinen Mißbrauch oder ein sonstiges schwerwiegendes Trauma, das zum Ausbruch der Erkrankung geführt haben könnte.
Jedoch litt ich schon als kleines Kind bis hinein ins Erwachsenenalter unter dem Zwang, im Bett meinen Kopf hin und her zu werfen. Erst dadurch konnte ich so etwas wie eine innere Anspannung abbauen und einschlafen.

Wann ich mit dem Haare ziehen angefangen habe, kann ich nicht mehr genau sagen. Ich denke jedoch, es muß zu Beginn der Pubertät, mit etwa elf oder zwölf Jahren, gewesen sein.
Seither habe ich mir eigentlich ständig, nur mit kurzen Unterbrechungen, die Haare ausgerissen, bevorzugt am Hinterkopf und hinter sowie oberhalb der Ohren.
Der Drang ist eigentlich ständig da. Dabei kommt es jedoch nicht nur auf das eigentliche Ausreißen eines Haares an. Es gehört auch zum Ritual, das Haar vorher zu befühlen, als auch anschließend darauf herumzukauen. (Merkwürdig genug, daß ich mich beispielsweise vor einem „Haar in der Suppe" ekele!)
Ständig sind die Finger auf der Suche nach dem „richtigen" Haar. Es muß eine gewisse Dicke und Konsistenz aufweisen. Dieses Auswählen kann völlig unbewußt geschehen. Fast befindet man sich dabei in einer Art Trance-Zustand.

Manchmal mußte ich meinen Scheitel verlegen, da er ziemlich breit geworden war. Ich brauchte Unmengen von Haarspray und Zeit, um die kahlen Stellen mit noch vorhandenen Haaren zu überdecken. Das gelang mir jedoch so gut, daß ich immer ohne Perücke auskam.
Insofern habe ich noch eine relativ milde Ausprägung von Trich.
Aber natürlich blieben diese dünnen Stellen nicht unbemerkt. In der Schule wurde ich manchmal von Mitschülern angesprochen. Darauf reagierte ich mit Ahnungslosigkeit. Das wurde meist akzeptiert.
Natürlich wurde trotzdem darüber gesprochen. Ganz schlimm waren Friseur-Besuche. Auch dort habe ich immer behauptet, ich wüßte nicht, woher der „plötzliche Haarausfall“ käme. Natürlich wurden immer mehrere Kollegen zur Beratung hinzugerufen, um sich die Sache anzuschauen. Eine Situation, um im Erdboden zu versinken!
Irgendwann bin ich dann dazu übergegangen, mir die Haare selber zu schneiden. Darin habe ich mit den Jahren einige Übung bekommen.
Ich kam mir jedoch immer häßlich vor, denn die Haare waren insgesamt dünn und ausgefranst. Nie habe ich mich in einem Raum gegen das Licht gesetzt. Es war immer sehr unangenehm, wenn jemand hinter mir oder gar über mir war, beispielsweise beim Treppen heruntergehen. Ständig hatte ich Angst, daß jemand etwas über meine Haare sagen würde.

Wie alle „Trichster“ hasse ich Wind und alle Aktivitäten, bei denen die Haare naß werden. Aber das Schlimmste war die ständige Angst, jemand würde merken, daß ich mir das selber zufüge. Und natürlich habe ich mich zu sehr geschämt, um mit irgend jemandem darüber zu sprechen.

Meine Eltern haben sich auf ständige Ermahnungen, meine Finger doch von den Haaren zu lassen, beschränkt. Mit meinem jetzigen Kenntnis- und Wissensstand würde ich vielleicht mit meinen eigenen Kindern zu einem Psychologen gehen, aber das war damals noch nicht so üblich wie heute.
Ich selbst kam nie auf die Idee, daß ich nicht die Einzige bin, die so etwas mit sich macht. Daß es auch andere mit dieser Problematik gibt, erfuhr ich erst vor vier Jahren aus einer amerikanischen Arztserie. Dort sah ich die Darstellung eines Mannes, der sich die Haare ausriß und anschließend aß.
Der Mann wurde als komplett verrückt dargestellt. Leider wurde in der deutschen Fassung nicht der Name der Krankheit genannt. Es wurde nur gesagt, daß er unter einer Zwangsneurose leide
Ich war total geschockt. Von diesem Tag an, habe ich für eine lange Zeit (ein bis zwei Jahre) kein Haar mehr ausgerissen. Ich kann nicht erklären warum, aber der Zwang war urplötzlich weg.
Damals habe ich das erste Mal mit meinem Mann darüber gesprochen. Natürlich wußte er, daß ich mir meine Haare selber ausreiße, aber wir hatten es bisher beide als dumme Angewohnheit hingestellt.
Er tut seither alles, um mir zu helfen, aber wie alle „normalen“ Menschen kann er die Scham und den Verlust des Selbstwertgefühls, wenn man sich selbst für abnormal hält, und die Verzweiflung darüber, daß man keine Kontrolle über die eigenen Handlungen zu haben scheint, nur schwer nachvollziehen.
Parallel dazu habe ich auch versucht, etwas über Zwangsneurosen nachzulesen. Eigentlich war ich aber davon überzeugt, daß ich geheilt war.
Das stellte sich als dummer Irrtum heraus, wie ich heute weiß. Es kam ganz, ganz langsam wieder zurück. Des-

halb kann ich auch nicht genau sagen, wie lange ich wirklich nicht gerupft habe.
Weil es so langsam ging, habe ich es mir selber lange nicht eingestanden, daß ich es wieder mache. Irgendwann wurden die Haare jedoch immer dünner und schließlich hatte ich wieder erschreckend kahle Stellen hinter den Ohren.

Im Januar 1999 habe ich dann endlich den Namen und die vielen anderen Leidensgenossen im Internet gefunden. Und wieder war ich geschockt, daß es so viele Menschen mit der gleichen Störung gibt, daß ich ohne besonderes Dazutun aufhören konnte, mir die Haare auszureißen.
Alle Informationen, die ich bekommen konnte, habe ich gierig aufgesogen. Über ein „schwarzes Brett" habe ich Freunde gefunden, mit denen ich offen über mein Problem reden kann. Täglich habe ich die Anschläge gelesen und auch öfters geschrieben. Das hat mir unheimlich geholfen, mich als normaler Mensch zu sehen.
Vorher habe ich mich zu sehr geschämt, um offen über mein Problem reden zu können. Allerdings habe ich bis heute nicht öffentlich zu Freunden oder Familienmitgliedern (außer meinem Mann) darüber gesprochen.
Ich bin deswegen auch nie bei einem Arzt gewesen. Medikamente würde ich sowieso nicht nehmen wollen. Die nehme ich grundsätzlich nur in äußersten Notfällen.
Jede positive Wirkung, sofern es überhaupt eine gibt, hat immer auch Nebenwirkungen. Besonders bei Medikamenten, die die Chemie in meinem Gehirn beeinflussen, wäre mir doch recht unwohl. Außerdem gibt es bisher keine gesicherten Erkenntnisse über den Erfolg von Medikamenten bei Trichotillomanie.
Wenn Trich eine Art Abhängigkeit (Ersatzbefriedigung/Droge) ist, dann wäre es doch unsinnig, sie durch eine andere Droge zu ersetzen. Außerdem bin ich in-

zwischen der Meinung, daß ich weit mehr über Trichotillomanie weiß, als die meisten Ärzte in meiner Umgebung.

Inzwischen habe ich natürlich wieder angefangen mit dem Rupfen. Allerdings habe ich es mit einigen Anstrengungen besser unter Kontrolle als früher.
Was ich im letzten Jahr, seit ich Kontakt zu anderen Betroffenen habe, lernte, ist: das Wichtigste und zugleich Schwerste ist, sich die Krankheit einzugestehen und sie als Teil der eigenen Persönlichkeit anzunehmen.
In den 30 Jahren, in denen ich nicht wußte, daß ich nicht alleine mit diesem Problem bin, verging kein Tag, an dem ich mir nicht geschworen habe, am nächsten aufzuhören.
Unzählige Male habe ich vor dem Spiegel gestanden und mich selbst belogen. („Wenn ich jetzt aufhöre, dann habe ich bis Weihnachten/zu den Sommerferien/zu diesem oder jenem Zeitpunkt so und so lange Haare!")
Heute weiß ich, daß ich mit dieser Krankheit mein ganzes Leben lang kämpfen muß. Diese Erkenntnis ist entscheidend.
Ich kann mich eben nicht darauf verlassen, daß ein Wunder geschieht und der Drang, an den Haaren zu reißen, einfach weg ist. Dafür muß ich selber etwas tun.
Ich habe eine Krankheit, mit der ich leben muß und versuche, das Beste daraus zu machen.
Der zweite wichtige Punkt ist ständige Wachsamkeit. Oft wandern die Finger unbewußt zu den Haaren, aber manchmal gibt man auch einfach bewußt dem starken Drang nach.
Ich versuche jetzt, mir ständig bewußt zu sein, was ich mache und den Zwang umzulenken, indem ich z. B. eine Faust mache oder mich auf die Hände setze.
Ganz wichtig ist, herauszufinden, in welchen Situationen man besonders anfällig ist. Das ist, wie ich festgestellt

habe, bei den meisten Betroffenen ähnlich. Meistens sind es Momente der Entspannung, die besonders gefährlich sind, z. B. lesen (insbesondere im Bett vor dem Einschlafen), fernsehen, telefonieren, aber auch Auto fahren.
Das Beste wäre es natürlich diese Situationen zu vermeiden, aber das ist nicht immer möglich. Aus diesem Grund habe ich im ganzen Haus sogenannte „Stress Toys“ verteilt. Das sind kleine Gegenstände zum Biegen, Bälle zum Kneten, Massagekugeln etc., die alle den Zweck haben, meine Hände zu beschäftigen. Die nehme ich immer in der entsprechenden Situation zur Hand.
Entscheidend für mich ist, meine Haare möglichst erst gar nicht zu berühren. Wenn ich erst damit herum spiele, führt es unweigerlich über kurz oder lang dazu, daß ich auch welche ausreiße.
Für mich persönlich ist außerdem mein ausgeprägter Perfektionismus ein weiteres Hindernis im Kampf gegen TTM. Wenn ich z. B. morgens beim Zeitung lesen bereits dem Drang unterlegen bin und ein einziges Haar ausgerissen habe, dann ist dieser Tag für mich „sowieso schon gelaufen“.
Diese „Entweder-richtig-oder-gar-nicht-Mentalität“ läßt mich nach einem kleinen Ausrutscher gleich ganz aufgeben. Auch hier versuche ich jetzt, ganz bewußt an mir zu arbeiten.

Im Moment habe ich mehr Haare, als ich je hatte. Aber ich kämpfe täglich einen harten Kampf, der manchmal einhergeht mit einer großen Müdigkeit und dem Wunsch einfach aufzugeben.

Debbie aus den USA

Die letzten Nächte habe ich im Internet verbracht und einige der Geschichten dort gelesen. Mit jeder von ihnen kann ich mich identifizieren.

Ich bin 43 Jahre alt und ziehe mir die Wimpern aus, seit ich zwölf war. An irgend etwas besonderes, das mich dazu brachte, kann ich mich nicht erinnern. Es scheint einfach angefangen zu haben.
Woran ich mich wohl erinnern kann, ist, daß ich in dem Jahr die Grundschule verließ, um zur Junior High School zu gehen. Auf meiner früheren Schule hatte ich mich sehr wohl gefühlt. Ich war eine beliebte Schülerin und hatte viele Freunde.
In allem war ich eher ein Spätzünder. Es gab Mädchen an der Junior High, die schon Modelljobs hatten wegen ihrer kurvenreichen Figuren. Ich kann sagen, daß ich mich ausgeschlossen fühlte.
Darüber fand ich mich selbst beim Ausziehen meiner Wimpern wieder. Es tat ein bißchen weh, aber andererseits schien es ein gewisses Bedürfnis zu befriedigen. Ich war davon überwältigt, aber machtlos damit aufzuhören.
Meine Cousine schenkte mir ein Make-up Set, daß sie per Post bekommen hatte. Sie wußte nichts von meinem Problem. Es war so, daß die Firma ihr zwei zugeschickt hatte und sie nett zu mir sein wollte. So wurde Make-up mein bester Freund.
Jetzt konnte ich einen Stift benutzen, um die kahlen Stellen zu verdecken. Eine Zeitlang ging das gut. Keiner hatte einen Verdacht, nicht einmal der Junge, mit dem

ich drei Jahre lang befreundet war. Ich war sehr vorsichtig und peinlich genau auf mein Äußeres bedacht.

Meine Eltern, die sind jedoch eine andere Geschichte. Meine Mutter ist sehr ängstlich und, ehrlich gesagt, ängstigte sie mich zu Tode. Alles war so eine großartige Sache.
Wenn ich Hausaufgaben zu machen hatte, sorgte sie sich wegen mir und fragte mich Tausende Male. Zurückblickend frage ich mich, ob sie nicht selbst vielleicht eine Art von Zwangsstörung hatte. Sie tendierte dazu eine negative Ansicht der Welt zu haben.
Egal, ich kam an den Punkt, wo ich „es“ zu Hause einfach machen mußte. Während des Tages konnte ich es vermeiden, während ich in der Schule war, aber abends war mir das nicht mehr möglich.
Meine Eltern machten ein ziemliches Aufheben deswegen. Sie sagten, daß es eine schlechte Angewohnheit wäre und ich damit aufhören sollte (Wenn das so einfach gewesen wäre!).
Wenn ihre ständigen Kommentare nicht halfen, fingen sie an, mich zu imitieren. Ich kann nicht beschreiben, wie ich mich fühlte. Ein Teil von mir war beschämt, der andere wütend. Ich fing an, es gerade zu machen, um sie zu ärgern.
Meine Eltern hielten nicht viel von Psychologie, so war es für sie keine Frage, dort Hilfe zu suchen - nur „verrückte Leute“ brauchten Beratung.
Ich beendete die High School (in der 12. Klasse mit über 300 Schülern) und ging ans College. Dort machte ich die Abschlüsse eines B.S. und M.A. als Lehrerin. Rate mit was für einer Altersklasse ich zu tun habe - mit Jugendlichen.
Meinen Ehemann traf ich an der Uni und wir heirateten, als wir beide 23 waren. Er wußte von meinem Problem, aber ich muß zugestehen, daß es während meiner Stu-

dienzeit nicht so gravierend war. Es kam und ging in Abständen.
Davon zu wissen und damit zu leben sind zwei verschiedene Dinge. Ich denke, daß ich ihm manchmal auf die Nerven ging. Wenn er mich bat es nicht zu tun, fühlte ich mich machtlos. Wenn ich einfach damit aufhören könnte, hätte ich das nicht schon früher gemacht???
Es wurde schlimmer, als die Kinder geboren wurden. Ich machte mir auch Sorgen, daß sie sehen würden, daß ich mir die Wimpern ausziehe, und selbst damit anfangen.
Jedes Mal, wenn ihre Hände zu ihren Gesichtern gingen, zuckte ich zusammen. Dann entschloß ich mich, mein Verhalten durch ein anderes zu ersetzen. Ich würde die Haut innen in meinem Mund abbeißen (das machten bereits meine Mutter und meine Tante).
Dabei fand ich jedoch heraus, daß ich auf die Art einfach zusätzlich zu meiner Zieherei eine neue Angewohnheit hinzufügte. Ich zog auch an den Haaren an meinem Kinn. Einige fühlten sich rauh an, obwohl man sie kaum sehen konnte.

Schließlich gingen mein Mann und ich in eine Eheberatung. Man kann nicht sagen, daß meine Trichotillomanie die Ursache unserer Probleme war. Es gab andere Dinge, mit denen wir zu tun hatten, aber meine Probleme halfen uns nicht gerade weiter.
Ich war auch depressiv wegen dieses Kampfes, den ich bereits seit meiner Kindheit führte.
Zur Eheberatung gingen wir mehr als zwei Jahre lang. Könnt ihr euch vorstellen, daß ich einfach nicht in der Lage war dem Psychologen von meinem Rupfen zu berichten? Mein Ehemann drängte mich die ganze Zeit, aber ich konnte es nicht. Glücklicherweise half uns der Berater dabei, einige Dinge in unserer Ehe zu regeln.
Ich konnte jedoch nicht aufhören, mir an den Haaren zu ziehen, bis mein Mann sagte „Du kannst deine Finger

einfach nicht von deinem Gesicht lassen, stimmt's?“ Es stimmte exakt.
Er bearbeitete mich so lange, bis ich zu dem Psychologen zurückkehrte und ihm davon erzählte. Seine erste Antwort war: „Sie kamen zwei Jahre zu mir in die Sprechstunde und haben das nie erwähnt?“.
Um die Sache kurz zu machen: Er fing an Sitzungen mit mir abzuhalten, zeigte mir mein Verhalten auf und half mir dabei, mir bewußt zu werden, daß ich ziehe. Diese Verhaltenstherapie hat mir jedoch nicht sehr geholfen.
Als ich jedoch vor einigen Jahren anfing, ein Anti-Depressivum zu nehmen, war der Unterschied gravierend. Ich zog mir nicht mehr länger die Wimpern aus (gelegentlich fange ich noch einmal damit an, aber ich kann von selbst wieder aufhören), aber ich zupfe immer noch an meinem Gesicht.

Meine Kinder wissen von meinem Problem. Sie sind sehr verständnisvoll und unterstützen mich sehr. (Ich habe drei Töchter im Alter von 18, 16 und sechs Jahren).
Mein Ehemann hat gelernt, meine Angewohnheit situationsbedingt zu akzeptieren. Sicherlich bin ich nicht geheilt, aber ich fühle mich besser.
Ich bitte Gott darum, daß meine Kinder niemals dadurch gehen müssen. Und ich bin wachsam gewissen Anzeichen gegenüber.
Die ältesten Beiden haben die Angewohnheit mit den Fingernägeln an der Nagelhaut zu spielen, aber das sieht viel „normaler“ aus, als mein eigenes Verhalten der Umwelt gegenüber wirkt.
Im Unterricht sehe ich gelegentlich ein Kind, das auf seinen Lippen kaut oder eine andere Angewohnheit hat. Ich weiß, daß Trich überall ist, auch wenn nicht darüber gesprochen wird.

Ich habe mit meinen Eltern nie über die Medikamente gesprochen, die ich nehme oder mein Problem irgendwie angesprochen.
An diesem Punkt mache ich mir Sorgen, daß sie sich aufregen würden und sich verantwortlich fühlen in irgend einer Weise. Ich möchte sie da nicht mit hineinziehen.
Ich habe es mit meinem jüngeren Bruder besprochen. Er unterstützt mich sehr.
Wenige Freunde wissen es jetzt, aber ich fühle mich bei den meisten Leuten noch immer unwohl dabei, darüber zu sprechen. Vielleicht ändert sich das einmal.

Trotzdem, es war großartig zu erfahren, daß ich nicht alleine bin. Wir sind alle Gottes Kinder und Er macht keine schlechte Arbeit.

Donna aus den USA

Ich begann damit mir das Kopfhaar auszureißen, als ich zwölf war. An den Tag, an dem ich anfing zu ziehen erinnere ich mich, als wenn es gestern gewesen wäre.
Meine Mutter, mein Bruder und ich fuhren während der Winterferien in ein Ferienlager im Staat New York. Die Erwachsenen kamen in ein Camp, die Teenager in ein anderes.
Mein Bruder war immer sehr gemein zu mir. Kurz zuvor hatte er angefangen, mich zu belästigen und gar versucht, mich zu küssen.
In der Woche, die wir dort verbrachten - nur wir beide mit einer Menge fremder Leute - war er jedoch sehr nett und freundlich zu mir. Wir hatten jede Menge Spaß und ich wollte gar nicht mehr weg von dort.
Es war auf dem langen Weg nach Hause, als ich anfing mir die Haare auszureißen. Mein Therapeut meinte, es muß für mich so gewesen sein, als wenn ich auf dem Weg zurück zur Hölle sei.

Das lag daran, daß mein Familienleben sehr schwierig war. Meine Eltern waren geschieden und meine Großmutter, die sehr unangenehm war, war zu uns gezogen. Sie lebte in meinem Zimmer und so mußte ich mir drei Jahre lang mit meiner Mutter ein Bett teilen.
Kurz davor hatte ich eine Brille bekommen und diese Tatsache nagte sehr an meinem Selbstbewußtsein. Dazu kamen die sexuellen Belästigungen durch meinen Bruder, die verbalen Attacken meiner Großmutter und die Gleichgültigkeit, die meine Mutter mir gegenüber zeigte. All das löste in mir den Wunsch nach Gebor-

genheit aus, eine Geborgenheit, die ich im Haarausreißen fand.
Ich denke mal, daß ich mich glücklich schätzen kann, daß ich keinen Zugang zu Alkohol oder Drogen fand. Schließlich hätte es auch sein können, daß ich darin Trost gefunden hätte. Statt dessen fing ich an, mein wunderschönes, braunes Haar auszuziehen.

Mein Haar war sehr dick und oben auf dem Kopf fand ich gelegentlich einige gekräuselte Haare. Das waren die, auf die ich mich spezialisiert hatte. Ich liebte es, diese Haare zwischen meinen Fingern zu halten und die Wurzel anschließend mit den Zähnen zu zerkauen.
Ich zog immer nur ein oder zwei Haare aus, aber es dauerte nicht lange und ich hatte auf der Mitte meines Kopfes eine große haarlose Stelle und an meiner rechten Schläfe einen kahlen Fleck. Dabei schaute ich mir gerne an wie sich das Haar aus der Kopfhaut löste und Teile davon, anscheinend die Wurzel, an meiner Kopfhaut angewachsen zu sein schienen.
Meine Mutter bemerkte meinen Haarverlust und dachte, ich hätte Krebs. Ich mußte zugeben, daß ich keinen Krebs hatte, nein, ich zog mir die Haare aus.
Sie fing an, mich zu jedem Psychiater zu schleppen, der im Umkreis von 100 Meilen wohnte. Ich weigerte mich mit irgend jemandem darüber zu sprechen, warum ich zog. Schließlich wußte ich selbst nicht, warum ich mir die Haare auszupfte, wie sollte ich es da jemand anderem erklären. Alles was ich wußte war, daß ich nicht aufhören wollte zu ziehen.

Und jetzt, 21 Jahre später, ziehe ich immer noch. Ich führe ein glückliches Leben mit einem tollen Ehemann und zwei tollen Kindern. Trotzdem kann ich nicht aufhören zu ziehen - mein braunes Haar, das heute viel dünner ist und absolut nicht mehr gekräuselt.

Aus den unterschiedlichsten Gründen, für die Zeit von ca. 50 Tagen, hörte ich mehrfach auf zu ziehen und fing dennoch wieder an. Jedes Mal riß ich mir mehr Haare aus und fügte mir einen größeren Schaden zu. Die Haare wachsen nur langsam nach und ich habe jetzt eine Menge weißer Haare, so als ob ich die Haarfollikel beschädigt hätte.

Trichotillomanie ist etwas, womit ich jeden Tag meines Lebens verbringe. Ich kämpfe dagegen an, weil ich den Schaden hasse, den ich meinem Haar und meinem Selbstvertrauen zugefügt habe.
Ich habe Angst, daß meine Kinder sehen, was ich tue und auch damit anfangen. Ich bete um Heilung oder eine Möglichkeit, es unter Kontrolle zu bekommen.
Vielleicht wird dieser Affe eines Tages aus meinem Kopf verschwinden. Ich hoffe es so sehr!!!

Elisa aus Deutschland

Ich erinnere mich noch genau, wann „es“ begann und ich anfing mir die Haare zu reißen. Der Grund dafür liegt darin, daß es mich selbst schockierte. So sehr, daß ich mir bestimmt ein Jahr lang nicht eingestehen konnte, daß ich mir meine Haare, die mein ganzer Stolz waren, lange, dichte, braune Haare, daß sie mir nicht ausfielen, sondern ich selbst an ihnen riß. Es begann 1996, ich befand mich mitten in meinem 15. Lebensjahr.

Etwa im Frühjahr des Jahres 1997 hatte ich wieder einmal einen dieser „Anfälle“. Den ganzen Tag war ich unruhig gewesen, spürte, es würde wiederkommen. Ich konnte förmlich beobachten, wie eine schwarze Wolkenwand am blauen Himmel emporstieg, um sich über meinem Kopf zu entladen.
So saß ich, meist abends, wenn Melancholie mein G-emüt bedrängte, bis spät in die Nacht und riß mein Kopfhaar aus. Ich machte es immer nur da, bis es schmerzte, bis ich weinend zusammenbrach, weil ich mal wieder „versagt“ hatte, mich nicht kontrollieren konnte...
In jener Nacht weckte ich meine Mutter mit den Worten: „Mama, ich glaube, ich brauche eine Therapie!“
Mein Glück war, daß meine Eltern sehr verständnisvoll sind. Zusätzlich ist meine Mutter Gestalttherapeutin von Beruf. Sie gehört nicht zu den hysterischen Müttern, die in Geschrei ausbrechen, wenn ihr Kind zum „Psychiater“ muß.
Mein Pech war, daß meine Eltern aus dem Grunde lange Zeit enttäuscht waren, daß ich sie nicht schon früher eingeweiht hatte. Sie fühlten sich verarscht, weil wir seit ei-

niger Zeit von Arzt zu Arzt rannten, um herauszufinden, warum mir die Haare ausfallen.
Auf alle Fälle begannen wir kurz danach eine Familientherapie, die mir persönlich jedoch nichts einbrachte. Daher wechselte ich 1998 zu einer Münchner Gesprächstherapeutin, die mir sehr unter die Arme griff. Nicht in der Form, daß ich mich besser kontrollieren konnte, aber sie half mir, mich selbst zu beobachten.
So stellte ich bald fest, daß ich mir immer dann die Haare ausriß, wenn ich nicht mehr weinen konnte, in „Ruhephasen" jedoch bei jeder Kleinigkeit anfing zu heulen. Die Therapeutin unterstützte mich, als ich anfing nach einer in dem Buch „Alles unter Kontrolle" von Lee Baer beschriebenen Methode an mir zu arbeiten. Diese Art der Eigenkontrolle, ein Konzept, um den Körper anzuspannen und zu entspannen, kostete mich jedoch so viel Überwindung und Selbstbeherrschung, daß ich sie bald wieder verwarf.
Statt dessen machte ich mich auf die Suche nach „Gleichgesinnten" und stieß auf eine Selbsthilfegruppe. Über sie erfuhr ich von einer Tagung, zu der meine Eltern mich begleiteten.
Dort, und das bedeutete eine unwahrscheinliche Wende für mein Dasein, erfuhr ich zum ersten Male etwas vom Serotonin-System, von Serotonin-Wiederaufnahme-Hemmern, davon, daß ich eben nicht verrückt war, daß ich es nicht beeinflussen konnte - nicht wirklich -. Das war für meine Eltern wohl ebenso wichtig wie für mich.

Hier ist wohl der Punkt, zu dem die Reaktionen anderer gut passen. Zum Zeitpunkt jener Tagung nämlich sah ich katastrophal aus: Ich hatte längst keine langen Haare mehr, sondern - wo welche waren - kurze Stoppeln: Auch dies war ein kläglich scheiternder Versuch der Eigendisziplin gewesen. Ich ging mit meinem „Löcherkopf", so stolz es mir möglich war, auf diese Tagung. Dort

erschrak ich sehr, da ich mit Abstand am schlimmsten zugerichtet war.
Ich fühlte mich wieder einmal fürchterlich, wie ein Versager und lief um so erhabener durch die Menge. Das hatte ich prima gelernt in all den Jahren, dank unserer lieben, aufs Äußere bezogenen Gesellschaft. Ich hatte schmerzhaft erfahren wie es ist, wenn man zu hören kriegt „Ey, wie siehst du denn aus? So läuft doch keine Frau rum." Oder „das sieht aber Scheiße aus, weißt schon?".
Was mußte ich für Diskussionen führen, als ich jemandem erklärte, der sagte „Hast du Krebs oder was?", daß er es ja nicht wissen kann (das war nämlich die Standard-Entschuldigung der Leute) und aus genau diesem Grunde, weil er eben nichts weiß, wohl besser den Mund hält... Dieser Mann entschuldigte sich zwar herzergreifend, aber der Tag war zunächst einmal gelaufen. Ich war, bis auf wenige Ausnahmen, immer zu stolz gewesen, ich bin es noch, als daß ich meinen Kopf bedecken wollte. Mein Gedanke ist der: „Nur weil die zu blöd sind damit umzugehen, setze ich mir nichts auf!!"

So stolzierte ich also dort durch die Gegend, kassierte Komplimente für meinen Mut und fühlte mich miserabel. Bis die Damen dann endlich verrieten, wer welche Perücke trägt, welchen Haarzusatz etc. Mir ist das nach wie vor ein Rätsel!
Nun gut, ich habe mir oft überlegt, welcher Auslöser noch ausschlaggebend gewesen sein könnte, außer meiner hormonellen Veränderung. 1996 befand ich mich mitten im Anfangsstadium meines „Coming-Outs", d.h. ich war stark in ein Mädchen verliebt, und daß ausgerechnet ich so komisch sein sollte, es fiel mir schwer, das einzugestehen. Doch so schleichend es begann, so radikal wurde es. Nie hatte ich ein Geheimnis aus meiner Gefühlswelt gemacht, war also bestens trainiert, was

die charmanten Varianten eines Gesellschaftsteils angeht, ihre Ablehnung oder Verachtung auszudrücken.
Diese Erfahrungen gehören nicht hierher, doch sie haben mich gestärkt, während es zugegebenermaßen meistens hart und schmerzlich ist. Doch, so denke ich heute, mit den Haaren ist es nichts anderes als mit der Frauge nach Hautfarbe, Sexualität und Konfession. Manche Reaktionen spiegeln einfach die Unbeholfenheit des einen oder anderen Menschen wieder, was kein Grund ist in die altbewährte Opferrolle zu verfallen. Denn meine Erfahrung war, daß ich nie, nie blöd angesprochen wurde, verspottet oder dergleichen, wenn ich den Leuten ehrlich erklärte, weshalb ich so aussehe, wie ich zeitweise aussehe.
Der Höhepunkt meines Outens in der Hinsicht kam letztes Jahr in der Schule. Es machte mich so fertig, wie sie mich ansahen, ich war jedoch - wieder einmal - zu stolz eine Kopfbedeckung zu tragen. Und so stellte ich mich im Biologieunterricht vor die Klasse und hielt ein Referat darüber, mit allen Erklärungen und Antworten auf Fragen, die sie in großer Zahl hatten. Und alle reagierten positiv darauf. Das Problem ist nämlich, den Leuten etwas vorzuspielen, ist doch klar, daß sie ihrer Phantasie dann freien Lauf lassen...

Nach meinem Aufenthalt auf der Tagung besuchte ich einen Jugendpsychiater und ließ mir ein Anti-Depressivum verschreiben. Es war wie ein neues Leben! Endlich ein Tag, ohne mich beherrschen oder beobachten zu müssen... Das Wunder hielt jedoch nicht lange an, meine Dosierung war die unterste Grenze gewesen und ich hatte schon von anderen erfahren, daß die Wirkung nachlassen würde, d.h. ich die Dosierung erhöhen müßte...
Mein Kampfgeist erwachte erneut und streikte, da ich nicht vorhatte, mich mit Psychopharmaka vollzupumpen.

Ich setzte sie völlig ab. Der Teufelskreis begann erneut und ich probierte alles mögliche und unmögliche mit Unterstützung von Familien- und Freundeskreis aus, was leider alles nur kurz oder gar nicht half.
Was ziemlich half, war, wenn ich beim kleinsten Anzeichen eines Drangs an einer Zigarette zog, bis mir schwindelig wurde, ein bis zwei Züge. Dann war der Drang sofort weg. Das endete damit, daß ich mir eines Tages aus Verzweiflung den Kopf so voll rauchte, daß ich auf allen Vieren angezogen ins Bett kroch...
Da ich schweres Asthma habe, endete auch diese Aktion nicht gerade positiv. Mein „auf“ und „ab“ lief weiter. Immer öfter stellte ich fest, daß die schlimmste Phase beim Haare wachsen lassen, Haare reißen, der Teil ist, wenn der Drang vorüber ist, man jedoch noch sichtbar die Konsequenzen für gute zwei Wochen ertragen muß. Und da dies bei mir so auffallend regelmäßig einsetzte, wenn ich mich gerade wohl fühlte, begann ich, Kalender zu führen. Daraufhin stellte ich fest, daß die „Haarreißanfälle“ gehäuft in der Woche auftreten, bevor die Regel einsetzt oder genau zu dem Zeitpunkt, an welchem mein Eisprung sein müßte.

Es war mir noch nicht möglich, mit dieser Aufzeichnung nochmals zum Psychiater zu gehen, da ich in diesem Jahr 2000 in ein Asthmazentrum zog. Ich hätte die Schule wohl nicht mehr geschafft und es war und ist jedoch mein oberstes Ziel meinen Willen gegen diesen ganzen Blödsinn durchzusetzen, auch wenn er Trichotillomanie heißt und es angeblich nichts dagegen gibt.
An diesem Punkt stehe ich also, scheinbar mit leeren Händen, hätte ich nicht einen Trumpf kennen gelernt, meine Heilpraktikerin. Ich war so verzweifelt, als ich sie kennen lernte und kam jede Woche noch staunender aus ihrer Praxis. Mit ihr fand ich heraus, daß sich bei mir alles weit mehr als nur auf der Hormonebene abspielt.

Sie verabreichte mir Globuli für die Situation des Haarreißens - und sie halfen ebenso wie das Anti-Depressivum!! Als die Wirkung scheinbar (!) nachließ, verordnete sie mir ein sogenanntes Kummermittel, das mich zum Heulen brachte, aber es zog rein wie verrückt: es half!
Es hilft, beides hilft. Hier stehe ich mit diesen pflanzlichen Mitteln und es geht mir, ohne übertreiben zu wollen, so gut wie seit 1995 nicht mehr. Das habe ich einzig und allein der faszinierenden und beeindruckenden, wahnsinnig einfühlsamen und durch Einfühlen wissenden Art dieser Frau zu verdanken. Wüßte ich, daß keine Rückfälle mehr drohen, wäre dies mein persönliches Happy-End.

Nur eins noch: Manches Mal denke ich, daß diese Erkrankung ein Geschenk ist, ein an Gewicht belastendes und doch von solcher Kostbarkeit. Denn seit ich weiß, was meine Haare mir bedeuten, die sie doch ein Teil von mir sind, seitdem kann ich mich über Flecken oder andere kleine Dinge, bei denen andere in Panik ausbrechen, nur noch amüsieren.
Ich denke diese Erkrankung hat einen Sinn, sie will uns, wenn auch auf recht brutale Weise, in einen anderen, weiteren Blickwinkel katapultieren, um etwas zu erreichen. Nur was, das habe ich noch nicht begriffen, und das wird der Punkt sein, wo auch diese Erkrankung ein Ende findet!

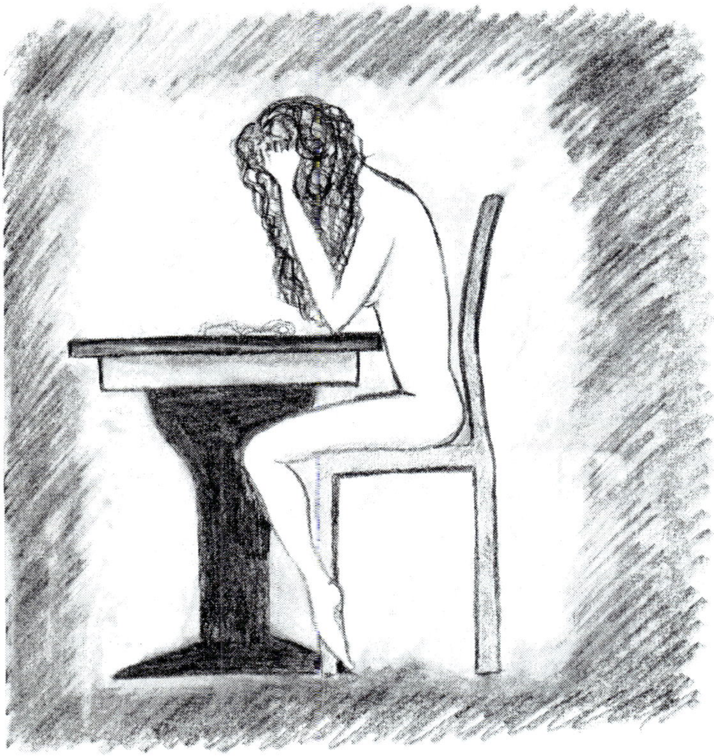

In manchen Momenten fühlt sich die Person alleine, sitzen gelassen und schutzlos, fast nackt. Der Griff ins Haar gibt Halt

Uschi Broichhagen, 2001

Elisabeth aus den USA

Ich wurde 1948 geboren als Tochter von Eltern, die sich nicht liebten. Sie dachten beide, sie täten das richtige.
Meine Mutter, eine hübsche Frau, damals und heute, hatte Eltern, die sich liebten. Da ihre Schwester krank war, zogen sie während ihrer Kindheit häufiger zwischen Los Angeles und San Francisco um.
Mein Vater wurde von seiner alleinstehenden Mutter großgezogen, die ihrerseits bei ihrer deutschen Großmutter lebte.
Ich bin drei Jahre älter als meine Schwester. Es kam immer eine Art von Spannung auf, bei uns zu Hause. Äußerlich wirkten wir wie eine völlig normale Familie.
Das Sexualleben meiner Eltern hörte mit der Geburt meiner Schwester auf. Meine Großmutter liebte mich heiß und innig und ich war immer ihr Liebling. Mein Vater war eifersüchtig auf diese Liebe.

Meine Kindheit wurde von der emotionalen Brutalität meines Vaters dominiert. Meine Mutter versuchte, mit ihm darüber zu sprechen, erreichte jedoch nie etwas.
Als ich ein Teenager war, wurde mein Vater völlig unvernünftig, was mich anging. Er machte mich bei jeder Kleinigkeit nieder.
Das ist der Grund, warum die Trichotillomanie Teil meines Lebens wurde. Ich war so frustriert und alleine. Meine Mutter tat nichts anderes, als sich zu beschweren und mein Vater war wütend und untersagte mir jeglichen Kontakt zu meinen Freunden. Als er mich wieder vor die Tür ließ, hatte ich den richtigen Zeitpunkt verpaßt und erreichte ihn auch nie wieder.

Trichotillomanie machte es mir unmöglich normal zu sein. Bevor all das passierte, fand ich leicht Freunde und war sehr beliebt.
Jetzt bin ich 52. Bis heute habe ich mehrere Therapien versucht, aber leider scheint niemand zu wissen, was man dagegen unternehmen kann.
Ich habe aufgehört, die vielen Serotonin-Wiederaufnahme-Hemmer zu nehmen, die mir verordnet worden sind. Die gute Laune, in der ich mich dadurch während des Tages befinde, schlägt abends in eine Verschlimmerung meiner Beschwerden um, meiner bevorzugten Zeit, an den Haaren zu ziehen.
Da ich in Kalifornien lebe, bekam ich letztendlich ein Rezept für eine medizinische Droge. Meine Diagnose fällt in die Kategorie von Schadensbegrenzung.
Nachts flaut der Drang etwas ab, so kann ich mich dann mit etwas anderem beschäftigen.

Kürzlich bin ich Mitglied in einer Mailingliste für Trichotillomanie geworden. Die Akzeptanz und die emotionale Unterstützung von dort ist großartig!
Ich erkannte, daß emotionale Vernachlässigung ein Hauptgrund für den Beginn meiner Trich war. Die Liste hat diese Lücke ausgefüllt. Jetzt bin ich drei Wochen frei davon an meinen Haaren zu ziehen.
Ich fange an meine Wimpern wiederzusehen. Mit der Zeit, die ich mich von Trichotillomanie entferne, könnte ich es schaffen. Die Behandlung, die ich kürzlich bezüglich früherer emotionaler Traumata begann, zusammen mit der medizinischen Droge und der Unterstützung durch die Liste, scheinen mir wunderbar geholfen zu haben.

In der letzten Nacht habe ich eine tiefe Einsicht gewonnen. Mir selbst hat es geholfen, meinen Schmerz zu identifizieren und ihn dann loszulassen. Es war nicht einfach, aber nachdem ich es gemacht habe, bin ich immer mehr auf dem Wege der Besserung.

Wie ironisch für einen Trichotillomanier, daß der Schlüssel ist, einfach loszulassen.

Ellen aus den USA

Ich fing erst in der dritten Klasse an, an den Haaren zu ziehen. Das war das Jahr, in dem ich unfreiwilligerweise auf eine Privatschule kam. Mein Problem war, mich an die höheren Anforderungen zu gewöhnen, sowie an die sozialen Unterschiede, die es dort gab.
Während des Essens las uns eine Lehrerin aus einem Buch vor. Eins enthielt die folgende Passage:
„Die Hauptperson und ihr Freund unterhielten sich, als ein weiterer Freund sagte: „Du hast eine Wimper auf der Wange“. Die Hauptperson erriet richtig, auf welcher Wange die Wimper sich befand und hatte so einen Wunsch frei. Danach konnte sie die Wimper von der Fingerspitze des Freundes pusten.“

Ich fand, daß sich das toll anhörte und so fing ich genau das mit meiner Mutter an. Sie schien immer eine Wimper auf der Wange zu haben und ich wollte mehr davon. So fing ich an, mir meine eigenen Wimpern auszuziehen.
Wenn ich eine auszog, wünschte ich mir etwas und pustete sie weg. Dieses Stadium hatte ich etwa zweieinhalb bis drei Monate, nachdem mir das Buch vorgelesen worden war, erreicht. Während des nächsten Jahres fing ich an, regelmäßiger zu ziehen.
Als ich in der fünften Klasse war, sah ich einen Gruselfilm. Ich fürchtete mich so sehr, daß ich eineinhalb Jahre nur noch mit Licht schlafen konnte. Außerdem hatte ich Angst, daß sich irgend jemand in meinem Haus verstecken könnte.

Ich ging deswegen zu einer Psychologin. In etwa zu diesem Zeitpunkt bemerkte meine Mutter den Verlust meiner Wimpern.
Die Therapeutin ging davon aus, daß ich mir die Wimpern auszupfte, wenn ich besonders ängstlich wäre und wir arbeiteten an einigen Entspannungsübungen.
Am Ende der fünften Klasse oder zu Beginn der sechsten beendete ich die Psychotherapie. Sie half mir nicht länger und ich war der Meinung, ich bräuchte keine Hilfe mehr.
Ich zog mir dennoch weiterhin die Wimpern aus, auch wenn ich mich in der siebten Klasse sehr zurückhielt.
Am Ende des Schuljahres fing ich wieder an, stärker zu ziehen. Eines Abends stellte ich fest, daß meine Wimpern sehr stark abnahmen, so beschloß ich an den Augenbrauen zu zupfen. Damals saß ich zusammen mit meinem Vater vor dem Fernseher und empfand diese Bewegung als entspannend und wohltuend.
Als ich nach dreißig Minuten ins Badezimmer ging, schaute ich in den Spiegel. Dabei stellte ich fest, daß ich so viele Haare ausgezogen hatte, daß sich in der Mitte beider Augenbrauen eine große Lücke befand.

Die ganze Zeit über gingen meine Mutter und ich davon aus, daß es einfach eine schlechte Angewohnheit wäre. Ich hatte Zeiten, in denen ich nicht zog, noch nicht einmal den Drang hatte, zu ziehen.
Letztendlich, im ersten Jahr an der High School, veröffentlichte jemand einen Artikel in seiner Kolumne und beschrieb dort Trichotillomanie. Nachdem ich die ganzen Informationen dort gefunden hatte, erlitt ich einen Rückfall. Das fand ich in Ordnung nach all dem.

Die zehnte Klasse war ein hartes Jahr für mich. Ich hatte nahezu keine Kontrolle über meiner Zieherei und wurde

etwas depressiv. Ich ging zu einer neuen Therapeutin, die ich heute noch konsultiere.
Nach einigen Sitzungen mit ihr und einem Arzt, wurden mir 50 mg eines Anti-Depressivums verabreicht. Damit hatte ich Erfolg und heute nach eineinhalb Jahren, habe ich die Medikamente wieder abgesetzt und versuche herauszufinden, ob ich auch ohne sie klarkomme.

Esra aus Deutschland

Ich weiß noch ganz genau, wann und wie es mit den Haaren angefangen hat. Damals war ich ungefähr acht Jahre alt und saß daheim im Wohnzimmer und schaute Fernsehen.
Die Pinzette meiner Mutter lag auf dem Tisch. Ich nahm sie, führte sie zu meinem Kopf und zog mir ein Haar aus, noch ein Haar und noch eins. Das lief alles automatisch ab. Mir war nicht bewußt, was ich da eigentlich tat.
Irgendwann bemerkten es meine Eltern. Sie wunderten sich sehr darüber, daß ich mir die Haare ausreißen konnte, ohne dabei Schmerzen zu empfinden.
Anfänglich dachten sie, ich würde es nur aus Spaß machen, um zu beweisen, daß ich keine Schmerzen spüre. Aber es hörte einfach nicht auf. In den ersten Jahren wußte ich überhaupt nicht, was ich da tat und warum ich keine Schmerzen empfand.

Meine Eltern sagten mir immer wieder, daß ich doch damit aufhören sollte, aber ich konnte es nicht. Ich riß mir jeden Tag die Haare aus.
Zuerst machte ich es ausschließlich mit der Pinzette, nachher ging es auch ohne. Es war wie ein tägliches Ritual. Ich kam von der Schule nach Hause, aß etwas, ging in mein Zimmer und riß mir dort die Haare aus.
Das ging jahrelang so, bis ich anfing die Haare zu begutachten, sie nach guter und schlechter Qualität einzuordnen. Die guten, das waren die mit den Wurzeln. Die bearbeitete ich noch einmal extra mit den Fingern. Alternativ klebte ich sie an die Wand und zog sie von dort

noch einmal aus. Die schlechten, das sind die Haare ohne Wurzeln, die dünnen.
Meine Eltern sahen die ganze Zeit zu und wußten nicht, was es zu bedeuten hat.

In der Schule war ich nie besonders gut. Es gab Phasen, da war ich gut, in anderen war ich schlecht. Als kleines Mädchen wollte ich nie in die Schule gehen. Ich hatte Angst davor und vor meinen Mitschülern.
Dort wurde ich nie akzeptiert, war das häßliche Entlein. Ich sah aus wie ein Junge, der in Kleidern herumlief. Nie durfte ich mir die Haare wachsen lassen und auch deswegen wirkte ich wie ein Junge.
Nach der Schule mußte ich in einen Hort. Den habe ich gehaßt. Nie konnte ich sagen oder machen, was ich wollte.
Daher wurde ich immer aggressiver und habe zu Hause meine kleine Schwester geschlagen. Anders konnte ich meine Wut nicht äußern. Entweder ich riß mir die Haare aus oder ich schlug meine Schwester.
War mein Zeugnis schlecht oder wurde mein Vater in der Schule in die Sprechstunde bestellt, gab es Prügel. Als Kind wurde ich oft und brutal geschlagen.
Freunde hatte ich keine. Niemand wollte mit einem Mädchen spielen, das eigentlich wie ein Junge aussah.

Mit der Zeit wurde es mit dem Haarausreißen immer schlimmer. Man sah die ersten kahlen Stellen. Daher mußte ich immer die gleiche Frisur tragen, damit man nur ja nichts davon sah. Ich hatte immer einen komischen Zopf mitten auf dem Kopf. Damals habe ich mir nichts aus meinem Aussehen gemacht. Hauptsache man sah die kahlen Stellen nicht.
Ich ging weiterhin zur Schule und riß mir nachmittags die Haare aus. Nach einer Weile machte ich das auch abends, immer dann, wenn ich nicht einschlafen konnte.

Ich riß mir die Haare aus und kratzte mir die Kopfhaut blutig. Ich mußte etwas spüren! Ich hielt mich nicht mehr für normal. Wie kam es, daß ich mir die Haare ausriß und nichts dabei spürte? Um mir zu beweisen, daß ich auch Gefühle hatte, kratzte ich mir jetzt die Kopfhaut blutig.
Immer wenn am nächsten Tag überall die ausgerissenen Haare lagen, machte ich schnell sauber. Ich wollte nicht, daß meine Eltern es mitbekamen. Das funktionierte nicht immer. Wenn sie es bemerkten, saugten sie die Haare auf und sagten mir, daß ich endlich damit aufhören sollte.
Ich verstand die Welt nicht mehr. Damals war ich gerade mitten in der Pubertät und merkte, daß die anderen anders waren als ich. Andere rissen sich nicht die Haare aus, mußten nicht in der Schule weinen, hatten Freunde, hatten Haare auf dem Kopf, waren „normal".
In dieser Phase war ich sehr aggressiv und sehr depressiv. Ich hatte Probleme mit mir selbst und anderen.

Irgendwann schickte mich meine Mutter zu einem Nervenarzt, da sie nicht mehr weiter wußte. Der stellte Fragen nach dem Warum, Wieso, Wie lange, Wann. Ich war jedoch der Meinung, daß ich zu ihm gegangen bin, damit er mir meine Fragen beantwortet. Und plötzlich sollte ich auf seine Fragen reagieren?
Der Nervenarzt schickte mich zu einem Psychologen, bei dem ich jetzt seit zwei Jahren eine Verhaltenstherapie mache. Er hat bei mir eine Borderlinestörung sowie Trichotillomanie diagnostiziert. Für einen Borderliner ist es typisch, daß er sich selbst verletzt und zerstört. Meistens steckt dahinter ein Trauma.
Ich habe intensive Gefühle und starke Gefühlsschwankungen, wenn ich mir die Haare ausreiße. Dann stellt sich in mir eine Kälte ein, die meine Gefühle nicht zuläßt und sie aufhält. Dann bin ich in einer eigenen Welt, einer

Welt ohne Gefühle. Ich bin dann frei und muß mich nicht damit beschäftigen.

Heute kann ich sagen, daß ich durch die Therapie Fortschritte mache. Manchmal schaffe ich es sogar, mich gleich zu stoppen und meine Haare in Ruhe zu lassen.
Die Therapie ist nicht leicht. Es ist nicht so, daß ich dorthin gehe und wir eine Stunde lang nur über oberflächliche Dinge reden. Wir besprechen Sachen, die sehr persönlich sind, reden über Gefühle und Gedanken, die sehr persönlich und intim sind.
Am Anfang war es sehr schwierig für mich, mich mit jemand Fremdem zu unterhalten. Das ist für mich so, als ob ich nackt wäre, weil ich etwas gebe, was eigentlich den Menschen ausmacht. Im Lauf der Zeit habe ich jedoch gemerkt, daß ich nichts hergebe, sondern es mit jemandem teile, der mich zu verstehen versucht. (Richtig verstehen kann einen nur jemand, der selbst betroffen ist).
Es ist jedoch schon vorgekommen, daß ich die Therapie abgebrochen habe, weil ich nicht mehr darüber reden konnte. Es machte mich wütend und müde zugleich.
Danach habe ich jedoch wieder mit ihr angefangen. Ich bin der Meinung, daß ich noch so jung bin und kämpfen muß, weil ich irgendwann einmal ein „normales" Leben führen möchte. Es ist sehr schwierig für mich über Gefühle zu reden und sie zu bearbeiten. Davon werde ich nur wütend und traurig.
Vielleicht reiße ich mir auch die Haare aus, um den seelischen Schmerz zu übertreffen, ihn nicht mehr wahr zu haben, auch wenn das nur einen kurzen Augenblick lang geht. Diese Augenblicke sind dann frei von Gefühlen, Gedanken und vor allem von Schmerzen.

Das Leben mit Trich ist sehr schwierig. Man muß immer aufpassen, damit es niemand merkt oder sieht.

Ist man unter Menschen, denkt man, sie wissen es, sie riechen es, sehen es einem an. Am liebsten würde ich dann weglaufen an einen Ort, an dem es nur solche Menschen wie mich gibt. Denn nur sie können wirklich wissen wie es ist, mit so etwas zu leben.
Die Therapie hat mir sehr geholfen. Manchmal kann ich mich jetzt stoppen, mir die Haare auszureißen.
Was aber denke ich, wenn ich mir die Haare ausreiße? Das ist immer unterschiedlich. Manchmal ist eine absolute Kälte in mir, manchmal läuft ein Film ab, Gefühle, Gedanken, man versucht gerade ein Problem zu lösen...

Das schwierigste an der Therapie ist die Beschäftigung mit den Gefühlen. Gefühle spielen die wichtigste Rolle in dieser Angelegenheit, denn sie zwingen uns dazu, uns die Haare auszureißen.
Je mehr man sich damit beschäftigt, je mehr man sich damit auseinandersetzt, um so mehr reißt man sich die Haare aus. Vielleicht reißen wir uns die Haare aus, um den seelischen Schmerz zu übertreffen, ihn auszuschalten.

Ich weiß, daß wir es irgendwann alle einmal schaffen werden. Wir werden einmal alle zusammen durch die Straßen laufen und unsere Haare im Wind tanzen lassen, uns an den Kopf fassen und die vollen Haare spüren. Wir werden alle geheimnisvoll lächeln und nur wir werden wissen, wie schwer es war an diesem Tag hier zu sein und zu lächeln...

Eugenie aus den USA

Es fing an, als ich etwa zwölf Jahre alt war. Jetzt werde ich bald 37 und ziehe immer noch an den Haaren.
Alles begann, als ich meine Menstruation bekam. Ich denke, das hat es beeinflußt. Es kam aus der Familie meines biologischen Vaters.
Warum? Weil ich glaube, daß es von seinen Genen stammt. Ich habe ihn seit 20 Jahren nicht mehr gesehen.

Schon bevor ich anfing zu ziehen, war ich von meinem Haar regelrecht besessen. Ich schaute es immer an, betrachtete es genau, suchte nach irgend etwas.
Zuerst zog ich an Stellen, die man nicht sehen konnte, unterhalb des Deckhaares. Dann geriet es außer Kontrolle. Ich konnte es nicht mehr stoppen.
Zu diesem Zeitpunkt brachte meine Mutter mich zu einem Arzt. Er sagte, das Haar würde wieder nachwachsen. Es gab noch nicht einmal einen Namen dafür.
Sonst machte der Arzt rein gar nichts. Er sagte einfach nur, es würde wieder nachwachsen.
Erst vor einigen Jahren erfuhr ich den Namen meines Problems.

Ich zog immer nur an den Haaren. Ich aß das Haar nie oder tat sonst etwas damit, wie ich von vielen anderen Leuten hörte. Ich schaute es lediglich an und schmiß es auf den Fußboden.
Aus irgendwelchen Gründen kann man die dicken, groben, drahtigen Haare besser ausziehen als die feinen, glatten. Das hörte ich auch von anderen Leuten. Wenn

du ziehst, ist es, als ob du dich in Trance befindest und dich selbst nicht mehr stoppen kannst.
Im Alter von 13 oder 14 war es so schlimm, daß ich eine Perücke tragen mußte. Das war eine Qual. Die Kinder wußten, daß es eine Perücke war, und zogen sie mir aus.
Zur gleichen Zeit litt ich auch an Angstzuständen. Ich bekam keine Luft. Egal, so ging es jahrelang. Ich versuchte es mit Hypnose, aber nichts half.
Mit den Angstzuständen kämpfe ich auch heute noch, hauptsächlich im Auto. Ich kann bestimmte Straßen oder Plätze nicht befahren. Ich weiß jedoch nicht, ob es da einen Zusammenhang zur Trich gibt.

Dann, als ich 20 wurde, hörte ich eine Zeitlang auf mit der Zieherei. Ich heiratete mit 27 (mein Ehemann weiß nichts von Trich, ich schäme mich so, daß ich es vor ihm verberge).
Alles war gut, bis ich mit 31 ein Baby bekam. Dann fing es wieder an, wegen des Stresses.
Ich bin der Meinung, daß ich es öfter mache, wenn ich unter Streß stehe oder müde bin. Meine Tochter ist jetzt sechs und ich ziehe immer noch. Ich habe es mit Medikamenten versucht, aber nichts hat mir geholfen.
Meine größte Sorge ist, daß ich es meiner Tochter vererbt habe. Ich möchte nicht, daß sie das mitmachen muß, was ich erlebt habe. Es scheint, als wenn ich nicht aufhören könnte.
Ich hoffe, daß es einmal ein Medikament dagegen geben wird, wenn mehr und mehr Leute bekannt werden, die es haben. Bis dahin glaube ich, daß wir alle leiden. Es wäre einfacher jemandem zu erzählen, daß man Krebs hat, als über das zu sprechen, was wir haben.
Ich weiß, daß andere Menschen es vielleicht nicht verstehen. Sie denken, warum kannst du nicht einfach aufhören? Ich wünschte es mir, daß es so einfach wäre.

Geoff aus Australien

Hallo an alle! Ich bin ein 49jähriger Mann aus Australien. Mein Kampf gegen die Trich dauerte lange und war - letztendlich - erfolgreich.
Ich schreibe als Antwort auf die ermunternden und hoffnungsvollen Bemerkungen von Kameraden mit Trich und möchte ihnen danken. Diese Zeilen möchte ich Müttern widmen, die nach Wegen suchen, ihren Kindern zu helfen.

Der Anfang

Meine Trich begann, als ich zehn war und kann auf einen einzelnen Zwischenfall zurückgeführt werden. Ich stellte Senkgewichte zum Angeln her und goß geschmolzenes Blei in eine nasse Holzform. Dieses flüssige Blei explodierte und spritzte mir ins Gesicht. Ein Tropfen landete auf meiner Stirn, direkt am Haaransatz. Dort bildete sich Schorf, der meine Finger ständig reizte, darüber zu streichen. Und diese Angewohnheit legte ich nicht mehr ab. Seither hat der längste Abschnitt ohne Haarerupfen etwa drei Monate gedauert.

Die wichtigsten Stellen, an denen ich ziehe:

Kopf, Hinterkopf, Schläfen, Bart oberhalb der Kinnlinie, Ohren, „private Zonen“, auf dem Rücken meiner Finger zwischen dem ersten und zweiten Gelenk.

Bereiche, in denen ich nie gezogen habe:

Wimpern, Nasenlöcher

Bereiche, in denen ich meistens nicht zog:

Schnäuzer, Rücken, unter den Armen, Arme, Bauch, Beine, Nacken, Bart, unterhalb der Kinnlinie.

Ich habe niemals Perücken benutzt, kein Haar gegessen und es selten untersucht oder damit gespielt.

Isolation:

Es war eine einsame Erfahrung. Sie fand 30 Jahre vor dem Zeitpunkt statt, an dem ich lernte, daß es so etwas wie „Trichotillomanie“ gibt, in einem wissenschaftlichen Buch vom Mai 1989 von Judith Rapoport. Dafür danke ich Judith. Ich habe keine Kenntnis von betroffenen Erwachsenen im Umkreis von einer Flugstunde der Stadt, in der ich lebe, obwohl ich keinen Zweifel habe, daß es eine Menge gibt.

Familienstand:

Meine Frau und ich sind seit 27 Jahren verheiratet und wir haben drei Töchter. Keine von ihnen hat aktive Trich, obwohl alle die Angewohnheit haben, mit trich-ähnlichen Bewegungen mit ihren Haaren zu spielen. Meiner Meinung nach haben sie eine Prädisposition für Trich.
Ich erzählte es meiner Frau vor der Hochzeit und sie war eine großartige Unterstützung. Wir finden es beide hilfreich und einen Trost zu wissen, daß es andere gibt mit dem selben Kummer. So haben wir einen Ausgangspunkt für weitere Anfragen.

Lebensmittel:

Ich kenne keine Zusammenhänge mit speziellen Lebensmitteln, ausgenommen mit Instantkaffee. Außerdem trinke ich jetzt entkoffeinierten Kaffee. Ich war nie findig oder diszipliniert genug, die Zusammenhänge von Trich und Essen zu analysieren.

Medikamente:

Ich habe keine spezielle Behandlung mit Medikamenten gegen Trich gemacht, obwohl ich mehrere Jahre lang Tabletten genommen habe, die mir gegen Streß verschrieben wurden. Aber sie halfen nicht speziell gegen die Trich. Die beiden Ärzte, mit denen ich über Trich gesprochen habe, würde ich als freundlich, aber hilflos bezeichnen.

Tagebücher:

Ich habe nie eins geführt. Dennoch scheint es eine gute Idee zu sein.

Tiere:

Ich habe immer eine Katze gehabt. Zusätzlich hatte ich einen Hund von null bis 17 Jahren und von 45 bis heute. Der Erwerb eines Hundes hatte einen wohltuenden Effekt (Hunde als Therapie). Andere Assoziationen kenne ich diesbezüglich nicht.

Begleiterscheinungen:

Ich habe an den Fingernägeln gekaut und der umliegenden Haut. Das hat mich immer gestört, aber als Erwachsener ist es weniger geworden, aber es war da.
In meiner späten Teenagerzeit beschloß ich, daß ich spielsüchtig wäre. Von da an entschloß ich mich, absolut nicht mehr zu spielen und bin dabei geblieben.

Alkohol:

Das scheint ein mögliches Problem zu sein und da ich öfters einen Drink nehme, achte ich auf meine persönlichen Grenzen.

Rauchen:

Ich habe vom 17. bis zum 37. Lebensjahr geraucht. Ich schaffte es nach etwa 20 Versuchen damit aufzuhören und habe seither keine Zigarette mehr zu mir genommen.

Zähneknirschen:

Das war hartnäckig und lästig in meiner frühen Teenagerzeit, aber seither nicht mehr.

Hautallergien:

Plötzlich, vor zehn Jahren, fing ich an, an verschiedenen Fingern zu bluten und auch an den Gelenken nahe der Finger. Ich habe das vollkommen unter Kontrolle, indem ich bestimmte Handschuhe trage, wenn ich Seife benutze, indem ich normales gesundes Essen zu mir nehme, mein Streßniveau im Griff habe und regelmäßig schlafe.

Muster meines Verhaltens bei Trich:

Dabei befühle und drehe ich die Haare ständig mit und zwischen meinen Fingern (ohne oder mit Haareziehen verbunden). Das ist enorm befriedigend, auch wenn es nicht von einem reinen Zupfen begleitet wird. Ich benutze alle Finger, aber hauptsächlich den Daumen und die Finger eins bis drei meiner rechten Hand in hochgradig ritualisierten, streichelnden und drehenden Bewegungen.
Manchmal spielte oder zog ich im Laufe des Tages nur gelegentlich an meinem Haar. Manchmal befand ich mich in einem trance-ähnlichen Zustand, zwanghaft und scheinbar endlos.
In solch extremen Fällen fand ich es unmöglich, normal zu funktionieren, und meine ganze Energie war damit beschäftigt, den Versuch zu unternehmen, es zu stoppen oder mich selbst von den Trich-Attacken fernzuhalten.
Meistens zog ich an einem Haar, gelegentlich an mehreren und selten an bis zu zehn gleichzeitig. Der tägliche Durchschnitt lag bei circa zehn bis 20 ausgerissenen Haaren, an schlechten Tagen bei 20 bis 100 und an ernsten Tagen, die es sehr selten gab, bei 100 bis 200. Ich zog überall an meinem Kopfhaar, von Stelle zu Stelle wandernd, um die Auswirkungen auf meine Erscheinung zu minimieren.

Nachteile der Trich:

Schaden an meinem Äußeren, Angst vor Entdeckung, Beeinflussung meines Selbstvertrauens und der Fähigkeit mit Streß umzugehen, schadeten meiner Karriere, degradierten mich und waren schmerzhaft und weggeworfene Zeit und Energie in einer selbstzerstörerischen Gewohnheit.

Vorteile der Trich:

Trich kann beruhigen, trösten, und in milder Weise euphorisch stimmen, einen vor dem Haareschneiden bewahren, einen im Regen wandern lassen, entwickelt Demut, Toleranz und Mitleid für andere. Ich fand es wahnsinnig komisch als mir endlich genug Haare wuchsen und ich herausfand, daß ich eine Glatze bekomme. Indirekt kann Trich auch ein Zusammengehörigkeitsgefühl hervorrufen, da man ja zu einer Gruppe von wunderbaren Menschen mit dem selben Leiden dazugehört.

Was ist zu tun?

Mein Erfolg war das Resultat eines langen Kampfes, aber ich glaube nicht, daß es so sein muß. Ich habe meine Geschichte beschrieben, in der Hoffnung, daß andere Ideen oder Trost finden, aber ich bin nicht in der Lage zu sagen, in welchem Umfang meine Anmerkungen für andere nützlich sein könnten.
Obwohl ich ohne besondere Symptome bin, ist Trich immer noch bei mir. Aber sie beeinflußt nicht länger mein Leben, meine Beziehungen, meinen Job oder gibt mir irgendwelche negativen Gefühle mich selbst betreffend. Die meisten Leute wären erstaunt, mich zu sehen und erzählt zu bekommen, daß ich ein Problem habe, obwohl es in früheren Zeiten einwandfrei zu sehen war.
1995 fuhr ich zu einem medizinischen Kongreß von Angststörungen, bei dem die Trich Bestandteil war. Es half mir sehr den Spezialisten zuzuhören und zu erfahren, was hilft und was nicht hilft. Es half auch, ein fachmännisches Papier an meinen hiesigen Arzt weiterzuleiten.

Ich erfuhr, daß es häufig zu einem gleichzeitigen Auftreten von Depressionen kommt, jedoch seltener zu Zwangsstörungen. Außerdem wurde uns gesagt, daß das Hinausschieben von Dingen, ein Hauptproblem für mich, ein Symptom für Trich sei.
Um den Anfang einer Trich bei unseren Kindern zu verhindern, benutzten wir eine Mischung aus Ermunterung, Umarmungen, Logik, Abwechslung und viel, viel Liebe. Diese Liebe darf nicht aufhören, also mußte ich lernen ein Tempo für mich zu bestimmen, das ich beibehalten konnte.
Ich empfand Trich als augenscheinlich einfach, aber auch wiederum als kompliziert.
Forscher haben vorgeschlagen, ein Tagebuch zu führen, und das scheint eine tolle Idee zu sein.

Ich fand heraus, daß es eine *genetische Veranlagung* gibt. Es kam mir so vor, daß es nur wenig gab, was ich dagegen tun konnte.

Äußerliche Faktoren - Instantkaffee verursacht bei mir Spannungskopfschmerzen und leistet dem Ziehen Vorschub. Ich habe auch ein offenes Auge auf diverse andere Lebensmittel. Es kann eventuell noch Zusammenhänge mit anderen Faktoren als dem Essen geben.

Auslösende Faktoren - Ich bin mir sicher, daß es einige Faktoren gibt, die Trich auslösen können, beispielsweise an einem bestimmten Ort zu sitzen und dort einer bestimmten Tätigkeit nachzugehen.
Streßfaktoren - Es scheint, daß die den größten Einfluß auf mich haben. Das bedeutet, daß diese Streßfaktoren bei mir Trich von einem kleinen Problem in ein großes verwandeln. Das waren auch die Dinge, gegen die ich selber etwas unternehmen konnte.

Effekte durch positive Reaktionen - das Herumspielen mit den Haaren an einer bestimmten Stelle führt zu zwanghaftem Herumspielen, zum Rupfen, zu starkem Ausreißen, zu Reißen in trance-ähnlichem Zustand. Dies wird nur gebremst durch die Verzweiflung über den angerichteten Schaden.

Sekundäre emotionale Effekte - Angst vor Entdeckung, das Trauma der Haarschädigung, Lächerlichkeit, Angst vor Lächerlichkeit, Verlust von Selbstvertrauen.

Nachrangige körperliche Auswirkungen - z. B. schädigt die ständige Belastung die Unterarmsehnen

Streß in den Griff bekommen:

Ich habe mich auf die Dinge konzentriert, die Streß in mein Leben bringen und hart daran gearbeitet.
Die wichtigsten Dinge für mich sind:

- Beziehungen (zu lernen, sich mit den Leuten in seiner unmittelbaren Umgebung besser zu verstehen, speziell mit denjenigen, mit denen ich den Umgang schwierig finde, oder unbefriedigend mit ihnen zu arbeiten).
- Meine persönliche Organisation (so daß ich aus allen Schwierigkeiten heraus bleibe). Das ist sehr wichtig.
- Persönliche Ziele setzen. Das hilft wirklich.
- Versuchen, andere zu lieben und so gut es geht zu verstehen. Hauptsächlich vermeiden andere zu verurteilen, bei denen ich die Umstände nicht kenne.
- Normales gesundes Essen
- Regelmäßiger Schlaf
- Vermeiden, sich zu viele Dinge aufzuladen, bsp. Clubs und Gesellschaften.

- Ich habe einen Hund, den ich sehr mag. Er lenkt mich ab und entspannt mich (außer, wenn er ungezogen ist).
- Mich selbst zu verstehen und die Dinge, die sehr wichtig in meinem Leben sind.
- Soviel wie möglich über Trich zu lernen, nicht vorschnell Entscheidungen zu treffen und sehr stark auf das vertrauen, was ich selbst beobachte und herausfinde.
- Religion hat mir sehr geholfen.
- Zu erkennen, daß es Menschen gibt, die mich lieben und schätzen (obwohl sie vielleicht ihre eigenen Probleme haben).

Noch ein Wort über Schikanen in der Schule. Das kann einen sehr belasten, sogar jetzt als Erwachsener tun mir die Erinnerungen noch weh. Es gibt inzwischen gute Programme gegen diese Schikanen und ich glaube an sie.

Es ist sehr wichtig daran zu glauben, daß sie überwunden werden können. An mich selbst zu glauben und nicht aufzuhören, daran zu glauben. Mir mich selber vorzustellen, mit einem Kopf voller gesunder Haare.

Ich habe viel Unterstützung bekommen in den ganzen Jahren und dies ist mein Versuch, ein Stück davon zurückzugeben. Ich fordere Erfolg für meine Ziele und wünsche jedem von Euch das selbe.

Helen aus England

Mit dem Haarausreißen habe ich im Alter von 14 Jahren am Kopf begonnen. Seitdem habe ich nicht mehr damit aufgehört.
Durch die Unterstützung von anderen und meine eigene Willenskraft, mache ich laufend Fortschritte. Daher hoffe ich, daß ich eines Tages sagen kann: Ich habe einmal meine Haare ausgezupft.

Wenn ich zurückdenke, kann ich mich genau erinnern, wann ich damit angefangen habe. Damals lernte ich für Prüfungen.
In einem Augenblick der Unachtsamkeit, vielleicht war es Langeweile, sah ich nach, ob ich etwas Spliß an den Haaren hätte. Als ich welchen fand, riß ich das Haar ab. Dann dachte ich, daß ich das beschädigte Haar so nicht auf meinem Kopf zurücklassen könnte und riß es ganz aus.
Aus welchen Gründen auch immer, übte diese Art von Beschäftigung eine neue Attraktion auf mich aus. Bald verbrachte ich Stunden damit nach Haaren zu suchen, die ich ausreißen könnte. Vielleicht sah ich das Ganze als Möglichkeit an, das Lernen zu vermeiden.

Als ich keinen Spliß mehr fand, fing ich an irgendwelche Haare auszureißen, egal ob sie beschädigt waren oder nicht. Wie viele andere auch, die sich die Haare ausziehen, hatte ich immer wieder andere Rituale, die ich mit dieser Tätigkeit verband.

Manchmal nahm ich die Haare zwischen meine Fingernägel und schlitzte sie auf. Ein anderes Mal riß ich die Wurzel ab.
Vielleicht zog ich mir auch die Haare aus wegen des Gefühls, das ich dabei empfand. Wenn dabei ein Haar meiner Meinung nach nicht das Gefühl in mir weckte, das ich erreichen wollte, dann riß ich ein weiteres aus. Aber damit hörte es noch lange nicht auf. Ich wollte das Gefühl immer und immer wieder erleben...
Unglücklicherweise benötigte ich nur wenige Tage, bis ich die Erfahrung machte, daß ich nicht mehr damit aufhören konnte.

Sechs Monate später gestand ich meiner Mutter, daß ich nicht mehr in der Lage war mit dem Haarausreißen aufzuhören, und daß ich darüber sehr unglücklich war. Sie stand vor einem Rätsel, war jedoch sehr verständnisvoll.
Da meine Mutter keine Ahnung hatte wie das, was ich da machte, hieß oder ob jemand anders es auch tat, dachte sie, daß es vielleicht ein Zwang wäre und damit das Symptom einer Zwangsstörung.
Ich stattete daraufhin der Bücherei einen Besuch ab und werde den Tag nie vergessen, an dem ich dort das Buch „Der Junge, der nicht mehr aufhören konnte, sich zu waschen“ von Judith Rapoport (im englischen Original: The Boy Who Couldn't Stop Washing: The Experience and Treatment of Obsessive Compulsive Disorder) entdeckte. Darin fand ich eine Studie über Frauen, die sich ihr ganzes Kopfhaar und auch die Augenbrauen ausgezupft hatten. Ich war schockiert, als ich herausfand, daß es einen Namen dafür gab.
Als ich kurz danach erfuhr, daß Betroffenen durch die Gabe eines Anti-Depressivums geholfen werden konnte, machte ich einen Termin mit dem Arzt aus. Ich fragte ihn nach dem Medikament und bekam es auch.

Während das Mittel die Depressionen unter denen ich litt bessern konnte, gab es bezüglich meines Zwangs, mir die Haare auszureißen, keinen Fortschritt.
Daher bat ich um Überweisung zu einem Psychiater. Der fragte nach Einzelheiten aus meiner Kindheit und erklärte mir, ich solle in die Hände klatschen und dem Drang es zu tun, widerstehen.
Es war mir unmöglich einfach aufzuhören, nachdem ich zwei Jahre regelmäßig meine Haare ausgezupft hatte. Es gab keine Möglichkeit für mich, einfach damit aufzuhören. Ich hatte keine Chance gegen diesen unwahrscheinlichen Drang anzukommen, es zu tun.
Zu diesem Zeitpunkt fing ich an, mir vom Hinterkopf bis zum vorderen Teil meines Kopfes die Haare auszureißen. Mit den kahlen Stellen auf meinem Kopf, die immer größer wurden, wurde ich immer hoffnungsloser. Versuche das ganze zu stoppen, hielten nur wenige Minuten an.
Es gibt keine Beschreibung für die Scham, die man empfindet, wenn man außer Kontrolle gerät, wenn man glaubt, man hat eine Art von Charakterdefekt und nicht die Willenskraft es zu stoppen, zusätzlich zu der Peinlichkeit so merkwürdig auszusehen. Es war mir klar, daß Medikamente alleine nicht die Lösung waren.

Als ich 19 wurde, war es soweit. Ich sah die Gefahr auf mich zukommen, bald eine Perücke tragen zu müssen. Daher begann ich einen klinischen Psychologen zu konsultieren und wurde angehalten, ein Tagebuch über mein Haarausreißen zu führen, die Schwere und was ich glaubte, das es auslösen würde.
Als ich meine Sitzungen mit dem Therapeuten beendet und mein Tagebuch geführt hatte, fand ich heraus, daß ich meistens dann die Haare auszupfte, wenn ich mich einsam fühlte, Streß hatte oder unsicher war.

Jede Art des Lesens wurde davon begleitet, so daß anschließend viele Haare auf dem Boden lagen. Was ich jedoch nie richtig realisiert hatte, war, daß ich an einer schweren Depression litt und das schon seit Jahren.
Sie nennt sich Dysthymie. Ich erkrankte daran ein Jahr, bevor die Geschichte mit der Trichotillomanie begann. Es handelt sich um eine chronische Form von Depressionen, die mit starker Nervosität einhergeht.
Ich glaube, sie hat ihren Ursprung darin, daß ich nicht richtig mit Streß umgehen kann.
Leider ist die Depression mehr oder weniger ständig da, aber im Lauf der Zeit lerne ich immer besser damit umzugehen.
Ich bin der Meinung, daß die Depression nicht die Folge meiner Trich ist, sondern die Ursache. Oder besser gesagt, daß meine Depression *einer* der Gründe ist für meine Trich.
Beispielsweise habe ich das Problem, daß ich sehr schüchtern bin und wenig Selbstvertrauen habe.
Im Zusammenhang mit meiner Depression leide ich zusätzlich oft an Antriebsschwäche. Dann muß ich mehr als zehn Stunden am Tag schlafen, habe keine Lust nach draußen zu gehen...
Zusätzlich habe ich eine soziale Phobie und mache mir Gedanken darüber was die Leute über mich denken, wenn wir uns begegnen. Natürlich weiß ich, daß das nicht so ist, aber ich denke es eben.

Der Drang zu ziehen ist besonders groß, wenn ich gestreßt bin, nicht nur wenn ich deprimiert bin. Ich bin sehr leicht gestreßt.
Meiner Meinung nach hat das alles auch mit den Genen zu tun. Meine Mutter hatte bereits zwei Schlaganfälle, bevor sie 42 wurde. Mein Großvater, den ich nie kennengelernt habe, starb mit 50 an einem Herzinfarkt.

Meine Depression hat begonnen, als ich besonders unter Streß stand. Oder es war zumindest so, daß ich der Meinung war, daß die Situation damals sehr stressig war.
Ich denke, daß ich mit Hilfe der kognitiven Verhaltenstherapie lernen könnte, besser mit Streß umzugehen.

Zum damaligen Zeitpunkt beschloß ich jedoch, zunächst einmal eine Perücke zu tragen, um zu vermeiden, daß ich ans Haus gebunden sein würde. Diese sollte mir dabei helfen, genug Vertrauen zu haben, andere Menschen zu treffen, was mir bis zu einem gewissen Maß auch gelang. Aber ich riß mir immer noch die Haare aus.
Dann begann ich damit das Internet für meine Zwecke zu nutzen. Ich wollte Informationen zum Thema bekommen und tippte in eine Suchmaschine den Begriff „Trichotillomanie" ein.
Zu meiner großen Überraschung war der Bildschirm voll von Treffern. Auf diese Weise entdeckte ich die Seiten von Amanda und das „schwarze Brett".
Ich wußte, daß es für mich sehr wichtig war in Kontakt mit anderen Menschen zu treten, die auch Trichotillomanie haben. Daher schrieb ich einen Brief ans „schwarze Brett" und fragte, ob jemand, speziell aus England, interessiert wäre, sich mit mir auszutauschen. Ich war sehr glücklich, als ich Briefe von Leuten bekam, die alle so litten wie ich und die verstanden, wie ich mich fühlte.
Ich glaube daran, daß es der Kontakt mit diesen Leuten war, der mir auf den Weg der Besserung verhalf. Ich beachtete jetzt mehr, warum ich mir die Haare ausriß.

Damals habe ich mich auch entschlossen, eine eigene Seite im Internet zu gründen. Es gibt davon noch viel zu wenige in Europa und es ist ein Privileg, die erste in England gegründet zu haben.

Außerdem hoffe ich, daß ich damit vielen anderen Betroffenen mit Trich helfen kann. Einer meiner Berufswünsche ist schließlich der, Psychotherapeutin zu werden und so hoffe ich, andere zu unterstützen.
Zusätzlich fand ich Leute, die mich darauf aufmerksam machten, wenn ich an den Haaren zog. Außerdem konzentrierte ich meine Aufmerksamkeit darauf, mich von den Situationen fern zu halten, in denen ich meistens an den Haaren zupfte und statt dessen etwas anderes zu tun.
Beispielsweise weiß ich, daß ich nicht nur einfach so da sitzen und Fernsehen kann. Meine Hände wandern dann automatisch zu den Haaren.
Für mich ist es eine gute Alternative etwas mit meinen Händen zu tun, vielleicht zu sticken. Wenn das nicht jedermanns Interesse erregt, ist es eine große Hilfe, einfach mit einem Stück Schnur zu spielen oder etwas Wachs in den Händen zu halten.

Mein Haar ist über den Sommer hinweg sehr gewachsen und so konnte ich die Perücke beiseite legen. Ich will sie nicht noch einmal tragen. Im Moment ist der Drang zu zupfen sehr groß und ich trage ständig Handschuhe und Hüte. Es erinnert mich daran, nicht an den Haaren zu ziehen und es hilft mir dabei, nicht den ersten Versuch zu unternehmen, dem so viele andere folgen würden.
Es ist sehr wichtig, nicht wieder mit dem Zupfen anzufangen, wenn man sich einmal richtig schlecht fühlt. Wir müssen es vergessen und neu anfangen, als wenn es nie passiert wäre. Ich glaube fest daran, daß, wenn man herausfindet, was es am meisten hervorruft und das unterbindet, dann ist man auf dem richtigen Weg in die Richtung des Nicht-Mehr-Haareausreißens.

Das ist meine persönliche Geschichte, es gibt eine ganze Menge unterschiedlicher Geschichten, die man auf

den verschiedenen Websites zum Thema Trichotillomanie liest. Vielleicht wird die Forschung herausfinden, was zu seiner Entstehung führt und wir werden erfahren, was der Auslöser ist.
Zur Zeit habe ich gerade erfolgreich einen Kurs absolviert. Dabei ist mir immer klarer geworden, daß ich Anti-Depressiva nehmen muß, um mich ausreichend konzentrieren zu können.
Seit ich diesen Kurs begonnen habe, ist der Drang zu ziehen weniger geworden, aber ich mache es immer noch, wenn ich gestreßt bin. Oft ziehe ich nur aus Langeweile. Da ich in der letzten Zeit wenig Gelegenheit hatte mich zu langweilen, ziehe ich auch weniger...

Jane aus England

Im Gegensatz zu vielen anderen Betroffenen mit Trichotillomanie, kann ich mich nicht entsinnen, wann ich angefangen habe an den Haaren zu ziehen, oder wie alt ich genau war.
Die erste Erinnerung ist die, daß meine Mutter und meine Tante eine Diskussion darüber führten, warum ich mitten auf dem Kopf eine kahle Stelle hätte. Aber ich weiß nicht mehr, wann das war.
Die ersten klaren Erinnerungen beginnen in meiner frühen Teenagerzeit. Das ist der Zeitpunkt, an dem die meisten mit Trich anfangen zu zupfen. Mit elf oder zwölf war meine Zieherei so schlimm wie niemals zuvor.
Genau zu dem Zeitpunkt, wo jeder anfängt, sich seines Körpers bewußt zu werden, ist es das letzte, was man gebrauchen kann. Daß man etwas hat, was einen merkwürdigen Eindruck auf andere hinterläßt.
Schlechte Erfahrungen aus dieser Zeit beinhalten einige Kommentare von Freunden über mein ständiges Ziehen in der Klasse. Damals kam es zu einem ganz besonders demütigenden Zwischenfall mit einem sogenannten Freund, der mit einem Filzschreiber auf meine kahle Stelle wies und ihn jedermann zeigte.
Ich tat mein bestes, um die kahle Stelle und mein kurzes Haar zu verstecken. Es gab jedoch Zeiten, in denen selbst der kreativste Friseur die Tatsache nicht mehr verschleiern konnte, daß mit meinem Haar etwas nicht in Ordnung war.

So war ich mir die letzten acht oder neun Jahre meiner merkwürdigen Gewohnheit bewußt. Es gab viele Be-

suche bei Friseuren, wo ich jedes Mal Fragen zu meinem Haar gestellt bekam.
Dazu gab es weitere Kommentare von Freunden und einen Blödmann, der mich aufforderte, vor einem ganzen Bus voller Mitschüler zu erklären, warum ich kahl werde.
Dazu gab es immer wieder Diskussionen mit meinen Eltern über meine Angewohnheit.
Die ganze Zeit über war ich alleine. Die Leute wußten, daß ich an den Haaren ziehe, aber natürlich konnte es niemand verstehen. Ich war mir immer sicher, daß es eine Erklärung für das geben mußte, was ich mache.
Der Glaube daran wurde bestärkt, als ich ein Mädchen in meinem Chor traf, das oben auf dem Kopf sehr kurze Haare hatte. Ich war davon überzeugt, daß ich nicht die einzige Person auf der Welt sein konnte, die so etwas macht.
Die nächsten Jahre über war ich verwirrt, glaubte nicht, daß ich seltsam wäre. Dennoch wußte ich nicht genau, wie ich herausfinden sollte, was mit mir los war.
Mehrfach dachte ich darüber nach, einmal an die Problemseite einer Teenagerzeitschrift zu schreiben. Ich tat es aber nie.
Die Leute um mich herum blieben ärgerlich. Auch mein Freund, mit dem ich zwei Jahre eine Beziehung hatte, wurde regelrecht wild, weil ich eine solche Eigenart hatte. Dazu begann ich mehr und mehr auch an Stellen außerhalb meines Kopfes zu ziehen.

Die Situation während meiner Schulzeit half mir nicht weiter. Immer, wenn ich in eine höhere Klasse kam, mußte ich mehr lesen und um so mehr Gelegenheiten hatte ich, zu ziehen.
Als ich siebzehn war, kam es zu einer großen Veränderung in meinem Leben. Ich trennte mich von meinem Freund. Von demjenigen, der nichts anders gemacht hatte, als mich mich selbst schlecht fühlen zu lassen.

Gleichzeitig begann ich mit dem sensibelsten und wunderbarsten Menschen auszugehen, den ich je getroffen hatte.
Meine Zieherei war niemals das große Problem zwischen Dave und mir, so wie es vorher gewesen war. Ich kann mich nicht einmal erinnern, daß ich es ihm erzählt habe. Es war einfach, als ob er es immer gewußt hätte. Obwohl er betroffen war, nahm er es niemals so zu Notiz, wie es andere getan haben.
Eines Tages saß ich in Daves Wohnzimmer und las eine Zeitschrift. Dabei entdeckte ich auf der Problemseite das Schreiben einer Frau, deren Schwester sich die Haare auszog. Dann las ich die Wörter „Zwangsstörung" und „Trichotillomanie".
Das war der Beweis nach dem ich seit Jahren suchte, daß ich nicht alleine war!
Diesen Artikel behielt ich mehrere Monate lang in meinem Hinterkopf. Ich versuchte sogar, mit meiner Mutter darüber zu diskutieren. Sie erklärte mir jedoch, daß mein Problem nicht so ernst wäre, und es nicht nötig sei, einen Arzt zu konsultieren.
Einige Monate später wurden wir ans Internet angeschlossen. Das passierte alles während meines A-Levels. Meine Zieherei war so schlimm, daß ich, während ich lernte, gar nicht mitbekam, was ich überhaupt las, sondern nur über „das" Haar nachdachte, das perfekte Haar, daß sich so gut anfühlte, daß es ausgezogen werden mußte.
In der Nacht vor meiner Prüfung in britischer Geschichte (der schlimmsten, die ich hatte), beschloß ich mich im Internet umzuschauen und tippte dort das Wort „Zwangsstörung" ein.
Ich konnte die Anzahl an Treffern fast nicht glauben. Da genau vor mir las ich wieder das Wort Trichotillomanie.
Zusammen damit fand ich die Geschichten verschiedener Leute, die exakt die Gefühle und Angewohnheiten

beschrieben, die ich hatte. Am nächsten Tag kam eine Email von jemandem, der meinen Brief am „schwarzen Brett“ gesehen hatte.

„Jane, Du bist nicht länger allein... Ich bin Laska und lebe ebenfalls in England. Ich bin 41 Jahre alt, aber laß Dich davon nicht abschrecken. Willkommen am „schwarzen Brett“. Hier gibt es eine Menge Hilfe.“

Von diesem Tag an veränderte sich mein Leben. Das hört sich wie eine abgedroschene Phrase an, aber es stimmt. Ich habe immer noch einen Ausdruck dieser Email, da sie so wichtig für mich war.
Kurz nachdem ich das „schwarze Brett“ gefunden hatte, hörte ich auf zu ziehen und habe es auch eine Woche lang durchgehalten. Der Streß der Prüfungen war jedoch zu groß und ich begann wieder an den Haaren zu zupfen.
Dann ging ich an die Universität und traf mich mit Gail, einer anderen Betroffenen. Das war großartig, aber ich schaffte es nicht, mich meinem Problem entgegenzustellen. Danach habe ich sie jahrelang nicht wieder getroffen und begann erneut fürchterlich zu ziehen.
Im Neuen Jahr beschloß ich jedoch, wie viele andere Trichster auch, daß es Zeit war für Veränderungen. Momentan bin ich seit drei Wochen frei davon, an meinen Haaren zu ziehen.
Ich war auch beim Friseur, um meine Haare schneiden zu lassen. Zum ersten Mal hat niemand etwas über die kurzen Haare oben auf meinem Kopf gesagt. Es war hart, da ich gerade meine ersten Prüfungen an der Uni hatte, aber ich bin entschlossen, durchzuhalten.

Ohne das „schwarze Brett“ und die phantastischen Leute, die ich dort getroffen habe und deren Unterstützung,

und mit der Hilfe von Dave wäre ich nie so weit gekommen.
Auch wenn ich die drei Wochen als Fortschritt ansehe, weiß ich, daß ich noch einen langen Weg gehen muß. Ich möchte keine medizinische Hilfe, obwohl ich den Ratgeber der Uni konsultieren könnte.
Ich habe Angst vor dem, was Trich in der Zukunft für mich bedeuten könnte. Meine Zieherei könnte jederzeit wieder schlimmer werden.
Meine größte Sorge jedoch ist, sie eines Tages an meine Kinder zu vererben. Aber das sind alles Dinge, die ich nicht mit Sicherheit wissen kann.
Ich muß meine Trich jeden Tag annehmen, mir kleine Ziele setzen und auf der Hut sein, wann ich ziehe. Ich hoffe, daß ich mich mit Gail regelmäßiger treffen kann.
Außerdem hoffe ich, daß es im Laufe des Jahres ein Treffen gibt mit all den Leuten, die mich während der letzten sechs Monate so sehr positiv beeinflußt und unterstützt haben.
Ich hasse Trich. Sie hat einen unwahrscheinlichen Einfluß auf mein Leben. Ich weiß, daß ich sie immer haben werde, aber wenn ich sie kontrollieren kann, habe ich gewonnen.
Danke an alle, die mich kennen, an Laska, die die beste Inspiration ist, die eine Frau haben kann und an Gail, die mir die Gelegenheit gab, meine Geschichte zu erzählen und an Dave, der mich bei allem unterstützt.

Joanne aus Irland

Mein Name ist Joanne und ich lebe in Irland. Ich bin 39 Jahre alt und ziehe mir seit meinem zehnten Lebensjahr die Haare aus.
Als ich kleiner war, glaubte ich, daß ich damit aufhören würde, wenn ich älter wäre - vielleicht durch Magie. Heute, 29 Jahre später, realisiere ich, daß ich 75 Prozent meines Lebens damit verbracht habe, mir die Haare auszuzupfen. Ich kann mich kaum entsinnen wie es ist, sich nicht die Haare auszureißen.

Woran ich mich erinnern kann, ist, daß die Leute Kommentare zu meinem Haar abgaben, als ich ein kleines Kind war. Sie bemerkten wie dick, dunkel und lockig es war. Ich war ein sehr schüchternes kleines Mädchen, das es nicht mochte als anders angesehen zu werden, oder daß man ihm zu viel Aufmerksamkeit schenkte.
Woran ich mich auch erinnern kann, ist, daß meine Mutter und meine Großmutter mit einem feinen Zinken durch meine Haare fuhren, um nach Nissen oder Kopfläusen zu suchen und mein Haar etwas unsanft wuschen. Das tat an meiner Kopfhaut weh und ich kann mich entsinnen sehr früh schon den Schorf, der sich bildete, aufgekratzt zu haben. Ich kaute auch an meinen Nägeln, auf der Innenseite meines Zahnfleisches und kratzte und biß auf der Haut an meinen Fingern herum. Es hört sich eklig an, aber ich aß die Haut immer. Ich denke, daß ich etwas in meinem Mund brauchte, um mich wohl zu fühlen.

Als ich neun oder zehn war bemerkte ich, daß meine ältere Cousine ihr Haar auszupfte und beobachtete, wie sie es durch ihre Zähne zog. Ich war fasziniert davon, aber ich wußte auch, daß es dadurch eine Menge Aufsehens um sie herum gab. Sie wurde deswegen von ihren Eltern gescholten und meine Cousins zogen sie damit auf.

Das erste Mal, daß ich an meinen Haaren zupfte, war kurz danach. Irgend jemand in der Schule erzählte mir, daß man, wenn man einen Haarstrang ausriß und ihn, von der Wurzel bis zur Spitze, schnell durch die Zähne zog, sagen konnte, ob das Haar gelockt wäre oder nicht. Ich versuchte es immer wieder und war von dem Resultat begeistert. Am Anfang tat es weh, aber nach einer Weile empfand ich es als angenehm.

Als ich eines Tages in der Schule saß, erinnere ich mich, daß ich „wegtrat“ und an einer Stelle oberhalb meines rechten Ohres zupfte. Ich zog und zog, bis ich eine nette, warme, angenehme und glänzende kahle Stelle hatte, an der ich mit meinem Finger rieb. Zu diesem Zeitpunkt war das ein angenehmes Gefühl, aber später, als ich das Resultat in einem Spiegel überprüfte, war ich schockiert, den daraus resultierenden kahlen Fleck zu sehen.

Glücklicherweise konnte ich ihn einfach verstecken, aber ich war jetzt „schief“ und konnte nicht damit aufhören. Meine Mutter fand schnell heraus, daß ich an den Haaren zog, obwohl sie, aus welchen Gründen auch immer, sich weigerte zu akzeptieren, daß ich mir mein Haar auszupfte. Sie nahm an, daß es ein krankhafter Haarausfall wäre und kaufte Flaschen mit pflanzlichen Mitteln, die den Haarwuchs stimulieren sollten.

Ich benutzte diese Mittel eine Zeitlang zwischen meinem 13. und 15. Lebensjahr, ohne jedwelchen Nutzen. Noch immer kann ich die scheußliche Lotion riechen, die die gleiche Farbe wie „Pipi“ hatte.

Früh versuchte meine Familie mich daran zu hindern, mir die Haare auszuziehen und neckte mich. Jedoch war ich ein sehr sensibles und ruhiges Kind. Ich konnte die Leute verscheuchen durch meine Stille, wenn ich angegriffen wurde. Ich verweigerte eine Unterhaltung über meine Haare oder meine Zupferei.
Es war mir zu peinlich und ich fühlte mich beschämt und nach einer Weile stellten die Leute fest, daß es keine Möglichkeit gab, mit mir darüber zu sprechen. Ich würde dann sofort das Thema wechseln oder ganz aufhören, mich zu unterhalten. Gespräche über Haare sandten Schauer über meinen Rücken und machten mich sehr verlegen. So lernte ich clevererweise jede Unterhaltung über mein eigenes Haar zu vermeiden, indem ich geschickt auswich und die Unterhaltung zu einem Thema führte, das weniger bedrohlich war.

Im Laufe der Jahre versank ich immer mehr in den Strudel meine Zieherei zu verleugnen und gestattete sie selbst mir nicht. Ich verbrachte Stunden vor dem Spiegel auf der Suche nach Haaren, die nicht am richtigen Platz waren, um sie auszuziehen. Meine Rituale des Haarezupfens, den Schaden im Spiegel zu begutachten und die kahlen Stellen zu verstecken, führte ich im Geheimen durch und niemand war sich ihrer bewußt. Zeitweise fühlte ich mich sehr verloren und alleine und fragte mich, ob es einen Weg aus der Misere gäbe, die das verursachte.
Der Schaden für mein Selbstbewußtsein und -vertrauen war so gewaltig, daß ich meine Teenagerjahre und die Anfangsjahre der Zwanziger über dachte, daß ich geisteskrank wäre. Ich hatte kein Vertrauen zu Männern und bis heute habe ich ein großes Problem bezüglich meines Körperbildes.

Obwohl ich gut in der Schule und im College war, und gute Resultate in den Prüfungen erzielte, war mein Selbstvertrauen sehr gering und ich glaubte, daß ich die Leute an der Nase herumführen würde. Ich lebte immer in der Angst als Schwindler enttarnt zu werden. Dieses Gefühl, daß ich nicht gut genug bin, hat mich mein ganzes Leben geplagt, nicht nur in bezug auf mein Haarziehen, auch auf der Arbeit, intellektuell, physisch, sexuell, mental usw. Es hat meine Beziehungen zu Männern belastet und ich habe mich immer mit weniger begnügt, als mir zustand. Ich habe eine Tochter im Teenageralter, die ich alleine erzogen habe und eine ganze Serie an ungesunden Beziehungen hinter mir.
Eine lange Zeit weigerte ich mich an irgend etwas teilzunehmen, was jemand anderem erlaubt hätte meine kahlen Stellen zu sehen. Das beinhaltete auch den Besuch beim Friseur, Schwimmen ohne Badekappe, im Wind herumzulaufen ohne Hut, eine Massage der Kopfhaut zu haben oder auch eine im Gesicht, so daß es jemand herausgefunden hätte. Ich fühlte mich unwohl dabei, in den Häusern anderer Menschen zu schlafen oder außer Haus zu übernachten aus welchen Gründen auch immer, außer ich habe ein Zimmer für mich oder einen privaten Zutritt zu einem Badezimmer.
Außer Haus zu schlafen bedeutet meine eigenen Spiegel mitzubringen, so daß ich meine täglichen Rituale durchführen kann, meine Haare zu waschen, sie in einer bestimmten Art zu trocknen und die Seiten und den hinteren Teil meines Kopfes im Spiegel auf kahle Stellen hin zu kontrollieren, bevor jemand anderes aufgestanden ist. Ich bringe sogar einen Vorrat an dunkler Farbe mit, um den Schaden an meiner Kopfhaut zu verbergen (Meine kahlen Stellen mit Farbe zu verbergen, bedeutet auch, daß ich einen eigenen Kopfkissenbezug mitbringen muß für den Fall, daß ich den Bezug auf dem Bett dreckig machen könnte.)

Das Ausziehen meiner Haare geschieht in der folgenden Reihenfolge: Ich finde meine Hand ständig auf meinem Kopf wieder, auf der Suche nach dickeren Haaren. Das Gefühl eines Haares ist sehr angenehm für mich. Ich mag besonders die dicken, lockigen Haare mit den großen Wurzeln. Meine bevorzugten Stellen an denen ich ziehe, sind hinter und oberhalb der Ohren, auf der Haarkrone und einige Stellen am Haarrand. Ich ziehe das Haar aus, untersuche es, indem ich es zwischen den oberen und unteren Zähnen hindurch ziehe, beiße die Wurzel ab und esse sie. Ich ziehe dann das Haar noch mehrfach durch meine vorderen beiden Frontzähne so lange bis es bricht, dann werfe ich es weg und fange von vorne an. Es gibt kleine Haufen an Haaren im Auto, in meinen Kleidern, auf dem Badezimmer-, Wohnzimmer und Schlafzimmerboden.

Vor acht Jahren habe ich meine Haarzieherei mit einem Therapeuten diskutiert, aber da es im Zusammenhang mit einem aktuelleren Sachverhalt war, kamen wir zu dem Schluß, daß es nicht der richtige Zeitpunkt war, die Trichotillomanie zu behandeln. Ich finde es heute oftmals schade, daß ich die Therapie nicht länger durchgehalten habe, so daß wir uns mit der Trich beschäftigen konnten, aber die Behandlung war sehr kostspielig und ich beendete sie nach sechs Monaten.
Aber es war das erste Mal, daß ich mein Haarzupfen überhaupt laut aussprach und der Therapeut ein bißchen Licht in die Sache brachte. Er war absolut nicht geekelt oder schockiert, wie ich dachte. Im Gegenteil, er berichtete darüber, daß es etwas wäre, was beruhigen würde. Das war sehr interessant für mich, da ich niemals daran dachte, daß es etwas schönes wäre, es zu machen. Er versicherte mir auch, daß ich nicht geisteskrank oder verrückt wäre, was für mich eine sehr große Erleichterung war!

Als ich mir im März 1999 zu Hause einen Computer zulegte und ans Internet angeschlossen wurde, kam ich auf die Idee dort nach den Wörtern „zwanghaftes Haarziehen“ zu suchen. Es schüttelte mich, als ich diese Worte in die Suchmaschine eingab, da ich sie niemals zuvor niedergeschrieben hatte. Stellt euch mein großes Erstaunen vor, als ich herausfand, daß es für diesen Zustand einen Namen gab und einen Berg voller Informationen über Trichotillomanie.
Ich heulte stundenlang und ging drei Wochen daran die ganzen Seiten zu speichern, auszudrucken und zu lesen, jeden Schnipsel an Informationen, den ich fand. Es dauerte etwas länger mit anderen Betroffenen in Kontakt zu treten, hauptsächlich durch das „schwarze Brett“.
Ich war überwältigt von der Unterstützung und der Ermutigung, die ich von „Haarziehern“ aus der ganzen Welt bekam. Dort gibt es exzellente Informationen, wie man mit dem Zupfen umgehen sollte und Tips, was man machen kann, um den Rhythmus des Ziehens und sein Verhalten zu ändern. In den ersten Wochen, nachdem ich diese Seite gefunden habe, hörte ich nahezu sofort auf zu ziehen und erkannte, daß es tatsächlich möglich ist, es zu stoppen.
In den ersten sechs bis acht Monaten schrieb ich regelmäßig zum „schwarzen Brett“ und berichtete darüber, wie die Haarzieherei mein Leben beeinflußte. Ich hatte das niemals zuvor gemacht und es war wie eine innere Reinigung für mich. Ich korrespondiere jetzt mit einer Anzahl von anderen Betroffenen in der ganzen Welt via Email und sehe diese Leute als meine Freunde an und habe mich sogar mit einigen von ihnen getroffen. Ich erhalte eine unwahrscheinliche Unterstützung durch meine Trich-Freunde und obwohl ich heute kaum noch Zeit habe, um auf dem „Brett“ zu schreiben, lese ich es von Zeit zu Zeit, um auf dem Laufenden zu bleiben.

Ich ziehe mir immer noch die Haare aus, besonders in Zeiten voller Streß und Angst. Fernsehen zu schauen ist auch ein Trigger für mich. Wenn ich motiviert genug bin oder die Energie dazu habe, denke ich darüber nach, ein Öl in mein Haar zu geben oder es mit Festiger zu schützen, so daß ich mich selbst daran hindern kann, daran zu ziehen.

Ich habe außerdem eine Anzahl von „Streßpuppen“, die ich in meinen Händen halte, aber diese Techniken sind nicht immer möglich, vor allem, wenn andere sich um mich herum befinden. Ich wünschte, ich könnte damit aufhören, aber es gibt keine wundersame Heilung. Jedoch weiß ich, welche Techniken ich anwenden kann, um mich selbst vom Zupfen fern zu halten oder es zu verzögern. Ich stehe nicht mehr vor dem Badezimmerspiegel und untersuche meine Haare, um solche zu finden, die sich nicht am richtigen Platz befinden. Ich versuche sofort gewahr zu werden, wenn ich anfange zu ziehen oder mache etwas mit meinen Händen, um sie beschäftigt zu halten.

Ich habe den Mut gefunden, einigen vertrauten Personen über meine Trich zu erzählen und das war ein großer Wendepunkt in meinem Leben. Eins der Dinge, die ich gelernt habe, ist, mich nicht zu schämen oder verrückt zu fühlen, wegen dem, was ich tue. Ich weiß, daß es Tausende perfekte, geistig gesunde und wundervolle Menschen gibt auf der ganzen Welt, die genau das gleiche machen wie ich.

Julie aus England

„Tricho - tillo - manie“. Ich ließ jede Silbe des Wortes auf meiner Zunge zergehen. Staunend saß ich da und bemerkte wie das Gewicht, das auf meinen Schultern lastete, von mir genommen wurde. Ist es das, was ich habe? Bin ich wirklich nicht die einzige, die es hat?

Haare ziehen, kahle Stellen und tägliche rituelle Besessenheit wegen der Verletzungen, waren Teil meines Lebens seit meiner mittleren Kindheit. Das machte das Heranwachsen schwierig.
Als kleines Mädchen habe ich immer Komplimente meiner Augen wegen bekommen. Ich hatte lange, kräftige schwarze Wimpern, die die hübsche grün-braune Färbung meiner Augen betonten.

An das erste Mal, an dem ich sie auszog, kann ich mich nicht erinnern. Ich kann mich noch nicht einmal an das erste Mal erinnern, als meine Mutter Zustände bekam, schockiert darüber war, über das, was ich gemacht hatte.
An was ich mich erinnern kann, sind lange Kämpfe. Meine Mutter versuchte alles, was ihr einfiel. Sie versuchte mit mir zu reden, mich zu fragen, warum ich es tat. Ich wußte es nicht. Und sicherlich fehlten mir auch die Worte, um den überwältigenden, unkontrollierbaren Zwang zu beschreiben.
Sie versuchte alles was ihr einfiel: mit mir zu sprechen, es zu verharmlosen, mich zu ermuntern, zu kontrollieren, zu beobachten und letztendlich zu bestechen. Nachdem sie mir die Möglichkeit eines „tollen“ Geschenkes ange-

boten hatte, wenn ich aufhörte mir die Wimpern auszuziehen, war ich in der Lage genau das wirklich zu tun. Ich wurde belohnt mit einem wunderschönen Stofftier, einem Fuchs, den ich heute noch besitze.

Der Erfolg dieser Maßnahme hielt an bis zu meinem dritten Jahr in der High School. Damals hatte ich eine Verabredung mit meinem Freund. Wir schauten uns zusammen einen Film an.
Irgendwann bemerkte ich, daß sich meine Hände in meinem Kopfhaar befanden. Ich hatte eins ausgezupft. Trotz des Schocks konnte ich nicht aufhören. Ich zog und zog, so lange, bis ich eine große, viereckige, kahle Stelle oberhalb meines rechten Ohres entdeckte.
Als ich mich an diesem Tag von meinem Freund verabschiedete (und ich sorgte dafür, daß das früh der Fall war), rannte ich nach Hause, um den Schaden zu begutachten. Ich erinnere mich, daß ich mit verschleiertem Blick und heulend vor dem Spiegel saß, bewaffnet mit einem ganzen Arsenal an Haarspray, Gel, einer Lockenschere und Bürsten, um eine Möglichkeit zu finden, ihn zu verdecken.
Die Zeit, in der ich mir nicht die Haare ausgerissen hatte, fand ein Ende. Die Haarzieherei kam in gewaltigem Ausmaß zurück. Ich konnte nicht damit aufhören. Die Haare, die ich mir auszupfte, beschränkten sich nicht mehr nur auf mein Kopfhaar. Statt dessen zog ich mir auch die Wimpern, Augenbrauen und die Schamhaare aus. Es war grauenhaft.

Manchmal machte ich Babysitting. Dann zog ich an den Haaren von dem Zeitpunkt an, an dem die Kinder ins Bett gingen, bis zu dem Zeitpunkt, an dem die Eltern zurückkehrten und ihr Auto in die Garage fuhren. Dann rannte ich hektisch hin und her und versuchte all das Haar, daß ich mir ausgezupft hatte, zu verstecken,

sammelte es mit einer Menge an Tüchern ein und schmiß es weg.
War ich dann wieder zu Hause, verbrachte ich Stunden vor dem Spiegel in meinem Schlafzimmer, versuchte die Stellen zu kaschieren, mein Haar zu arrangieren und zu fixieren. Die ganze Zeit über weinte ich. Ich konnte nicht verstehen, warum ich mir das antat und dachte, daß ich geisteskrank sein müßte.
Es ist schwierig zu beschreiben wie es ist, wenn du etwas völlig bizarres und beschämendes machst und nicht damit aufhören kannst. In der Schule fühlte ich mich wie jemand, der etwas vortäuscht. Meine Augen bedeckte ich mit Make-up, um den demütigenden Sachverhalt zu verschleiern, daß keine Wimpern da waren. Und mein Haar hatte ich so vorsichtig gestylt, um die Tatsachen, die sich darunter befanden, zu vertuschen.
Ich kann mich daran erinnern, daß die Krankenschwester in der Schule mich einmal fragte, warum ich keine Wimpern hätte. Das war so peinlich! Und alles, was ich machen konnte, war zu stammeln: „Sie jucken und dann reibe ich mir die Augen und sie fallen einfach aus." Sie schaute mich etwas merkwürdig an und beendete die Unterhaltung.
Die meiste Zeit über sagten die Leute nicht viel. Ich kann mich jedoch erinnern, daß während des Sportunterrichts einer der Jungen meine fehlenden Wimpern bemerkte. „Froschauge! Wohin sind deine Wimpern verschwunden?"

Unabhängig von der Haarzieherei entwickelte ich zu einem späteren Zeitpunkt in der High School auch Depressionen, und meine Eltern brachten mich zu einer Psychotherapeutin. Aus Verzweiflung bat mich meine Mutter die Psychologin über mein Geheimnis zu informieren.
Die Therapeutin hörte es sich an, schaute betroffen und sagte dann: „Vielleicht ziehst du dein Haar aus, weil du

meinst, das andere auf dir herumhacken. Du benimmst dich genau so, wie du dich fühlst.".

Sie kam nie wieder auf dieses Thema zurück. Ich wußte tief in meinem Herzen, daß ihre Erklärung nicht die Antwort für mein Verhalten war. Aber sie war die erste von vielen Ärzten, die nie von Trichotillomanie gehört und keine Idee hatten, wie sie einem Betroffenen helfen könnten.

Ich beendete die High School und wurde an der Krankenpflegeschule aufgenommen. Während ich in einem Gesundheitsbuch für Frauen blätterte, fand ich darin ein Kapitel mit dem Namen „Trichotillomanie". Ich fragte mich selbst, was das wohl sein könnte.

Als ich die Beschreibung las die folgte, brachen Wellen des Schocks, der Betroffenheit und der Erleichterung über mich herein. „Das ist es! Das ist, was ich mache!" Ich saß auf meinem Bett, las das Kapitel immer und immer wieder durch und weinte darüber, daß ich nicht die einzige bin.

Dieses eine Wort und das Wissen, daß das, was ich tat, einen Namen hatte, leitete den Beginn meiner Gesundung ein. Nachdem ich dieses Wissen einige Monate bewahrt hatte, beschloß ich nach Hilfe zu suchen und zu sehen, ob ich geheilt werden könnte. Ich machte einen Termin mit meinem Praktischen Arzt aus und bat um Überweisung zu einem Psychotherapeuten.

Der Doktor glaubte nicht wirklich daran, daß ich Trichotillomanie hätte, und schrieb auf die Überweisung „die Patientin erklärt, daß sie ihr Haar auszieht." Die Therapeutin, die ich konsultierte, hatte nie von Trichotillomanie gehört. Sie war jedoch gewillt, etwas darüber zu lernen und mit mir zu arbeiten. So gut es ging, erklärte ich ihr, was ich hatte. Zusätzlich betrieb sie, unabhängig davon, eine Menge eigener Nachforschungen auf diesem Gebiet.

Die Psychologin arbeitete mit Verhaltens- und kognitiven Therapien. Ich fing die Behandlung mit 100 Prozent an Energie und Hingabe an, aber die Willenskraft, die dazu notwendig war, diese Techniken beizubehalten, nahm mit der Zeit ab. Ich führte Buch über jedes Haar, das ich auszog, benutzte Entspannungskassetten, Handschuhe, Hüte, Übungen und Ablenkung.
Mein Haarausreißen verbesserte sich. Was besonders hilfreich für mich war, war die Tatsache, daß ich auf jemanden zählen konnte. Das beste, was die Therapeutin für mich tat, war, mir zu dem Verständnis zu verhelfen wie die Trichotillomanie mein Leben beeinträchtigte, und wie man die Wirkung von Trich bezogen auf Scham und Isolation minimieren konnte.
Zum gleichen Zeitpunkt wurde ich an einen Psychiater verwiesen, der mir 80 mg eines Anti-Depressivums pro Tag verschrieb. Das Medikament wirkte gut und hielt mich sechs Wochen lang vollständig davon ab, an den Haaren zu ziehen. Anschließend jedoch kam die Trich mit aller Macht zurück.
Danach fing ich an, ein anderes Mittel zu nehmen. Auf meine Haarreißerei hatte das Medikament jedoch keinen Einfluß. Statt dessen nahm ich 30 Pfund zu und fühlte mich sehr müde. Ich bat darum die Medikamente wieder abzusetzen und traf den Entschluß, daß Psychopharmaka für mich keine Alternative sind.

Während meiner Zeit in Therapie lernte ich einen wundervollen Mann kennen, heiratete ihn und besuchte das letzte Semester an meiner Krankenpflegeschule. Ich schrieb einen Artikel über Trichotillomanie, den ich in einem Gesundheitskurs für Frauen vortrug und interessierte den Lehrer für dieses Thema.
Nach endlosen Gesprächen und mit professioneller Unterstützung, beschlossen wir, uns auf ein Forschungs-

projekt einzulassen. Das Thema waren Frauen und deren gelebte Erfahrungen mit Trichotillomanie.
Das Projekt befindet sich inzwischen im Endstadium und ich habe sehr viel daraus gelernt. Ich habe verstanden, daß es viele andere Menschen gibt, die mit den gleichen Gefühlen von Einsamkeit, Verzweiflung und Isolation leben. Aber ich traf auch auf Frauen, die solche Gefühle besiegen konnten und heute ein schönes, erfolgreiches Leben führten. Sie regten mich dazu an, alles über Trichotillomanie zu lernen und meine Erkenntnisse an die TTM-Gemeinschaft weiterzugeben, um so vielen Betroffenen wie nur möglich weiterzuhelfen.

Zusammen mit meinem Mann zog ich nach England um. Wir beschlossen uns einen Computer anzuschaffen, um mit Freunden und der Familie, die in der Heimat zurückblieben, in Kontakt zu bleiben. Sobald ich ans Internet angeschlossen war, führte ich dort eine Suche zum Thema „Trichotillomanie" durch. Ich war erstaunt darüber, eine Menge Websites und „schwarze Bretter" zu diesem Thema zu finden.
In den Chaträumen engagierte ich mich sehr, angeregt durch die vielen anderen, die ebenfalls darunter leiden und dennoch viel zu der Gemeinschaft von Trichotillomaniern beitrugen. Ich war bewegt von der liebevollen Unterstützung, die diese Gemeinschaft offerierte.
Es wurde offensichtlich für mich, daß Trichster, trotz aller Leiden, sehr offene, kreative, erfolgreiche und fürsorgliche Individuen sind. Die Unterstützung, die sie einander bieten, überwältigte mich, half mir dabei, tief in meinem Herzen wirklich zu verstehen, daß ich nicht alleine bin mein Verhalten zu normalisieren und mich auf den Weg zu bringen, mich selbst und die Rolle der Trichotillomanie in meinem Leben zu akzeptieren.
Während ich mehr und mehr mit anderen Betroffenen chattete, wurde offensichtlich, daß Unterstützung und

öffentlicher Kenntnisstand über Trichotillomanie in den USA unzureichend waren. In England jedoch existierte praktisch überhaupt nichts zu diesem Thema. Durch die unterschiedlichsten Möglichkeiten im Internet, kam ich mit anderen Betroffenen im London und der näheren Umgebung in Kontakt. Wir entschlossen uns eine Selbsthilfegruppe zu gründen.
Das erste Treffen fand am „Ersten Internationalen Trichotillomanie-Tag“ statt. Wir hatten uns in einem Park in London verabredet. Auf dem Weg dorthin mit der Untergrundbahn, raste mein Herz und ich war den Tränen nahe.
Letztendlich traf ich mich mit einer Gruppe von Menschen - von Angesicht zu Angesicht, um mit ihnen etwas zu besprechen, dessen ich mich seit meiner Kindheit schämte. Wie würden diese Leute sein?
Ich kämpfte gegen den unwahrscheinlichen Drang an, die Untergrundbahn zu verlassen und einfach umzukehren. Glücklicherweise schaffte ich es zum vereinbarten Treffpunkt. Dort traf ich auf sechs andere Betroffene, alles wundervolle, kluge und attraktive Menschen. Es war eine großartige Zusammenkunft. Davon fühlte ich mich bestärkt, so daß ich in der Lage war, offen über unsere gemeinsamen Erfahrungen zu sprechen.
Seitdem trifft sich unsere Londoner Selbsthilfegruppe zumeist monatlich und sie wächst immer weiter an. Wir arbeiten daran, Unterstützung für Trichster in ganz England anzubieten. Ich nutze mein Wissen über Trichotillomanie und meine Ausbildung als Krankenschwester sowie meine eigene Erfahrung mit der Krankheit, um Fragen zu beantworten, die jeder mit dieser Störung hat.
Ich habe mit vielen Betroffenen in der ganzen Welt gesprochen oder korrespondiert, mit ihren Eltern, Ehefrauen oder -männern und Freunden. Mein Ziel ist es so vielen Menschen wie nur möglich genaue Informationen

zu geben, um gleichzeitig Hoffnung und Akzeptanz in ihnen zu nähren.
Obwohl Trichotillomanie viel Schmerz und Einsamkeit in mein Leben gebracht hat, hat sie mir auch viel über Gemeinschaft und Akzeptanz der Menschen untereinander beigebracht. Je mehr ich mich in der Gemeinschaft der Trichotillomanier engagiere, desto mehr nimmt mein Haarziehen ab. Momentan bin ich in der Lage mein Haar offen zu tragen, zum ersten Mal seit zehn Jahren!
Auch wenn das Ziehen noch einmal schlimmer werden sollte, brauche ich mich darüber nicht aufzuregen. Dann kann ich anführen, daß der Kampf gegen die Trichotillomanie schwierig ist und einer, den ich wahrscheinlich Zeit meines Lebens führen muß.
Aber ich glaube fest daran, daß ich nicht mein Haar bin. Anders gesagt, ich werde nicht Trichotillomanie mein Leben bestimmen lassen. Es war ein langer Weg bis zur Gesundung und zur Akzeptanz, aber es ist möglich ein lebendiges Leben zu führen - mit der Trichotillomanie. Ich bin der Gemeinschaft der Trichotillomanier sehr dankbar. Zusammen werden wir Erfolg haben!

Kristin aus den USA

Meine persönliche Geschichte

Ich konnte es nicht aussprechen. Es war mir einfach zu peinlich, so schrieb ich es für sie auf. Das zerknüllte Stückchen Papier wechselte von meiner Hand zu ihrer. Als sie es nahm, erreichten meine Verlegenheit und meine Scham ihren Höhepunkt. „Das ist es, was ich habe," sagte ich zu meiner Psychotherapeutin.
Ein Jahr vor dieser Sitzung blätterte ich in einer Zeitschrift und fand dabei den Artikel einer Frau, die ihr Haar auszupfte. Noch niemals zuvor in meinem Leben war ich so erleichtert gewesen zu erfahren, daß es jemand anderen gab, der auch sein Haar auszog. Ich notierte den Namen der Störung - Trichotillomanie. Ein Jahr danach war ich vor Aufregung nicht in der Lage, das Wort gegenüber meiner Therapeutin auszusprechen.

Mein Leben mit Trich war eines voller Frustrationen und Merkwürdigkeiten. Diese seltsame Störung übernahm die Kontrolle in meinem Dasein, als ich gerade einmal zehn Jahre alt war. Meine Familie lebte damals in Charleston, South Carolina. Aus Unkenntnis der Sachlage gegenüber, flüchteten wir nicht vor dem verheerenden Hurrikan „Hugo". Danach war ich eins von Hunderten Kindern, die an einem Posttraumatischen Belastungssyndrom litten.
Nur wenige Monate nach „Hugo" verschwand meine Katze. Sie war immer Bestandteil meines Lebens, so lange ich nur denken konnte. Ich suchte tagelang nach ihr, aber ich fand sie niemals wieder. Meine Mutter sagte zu

mir: „Liebling, ich glaube nicht, daß sie noch einmal nach Hause kommen wird.“ Sie erklärte mir, daß unser alkoholsüchtiger Nachbar, ein Vietnamveteran, die Katze gefangen und getötet hätte.
Das war der Tag, an dem ich zerbrach. Ich konnte nicht mit dem Streß bezüglich des Hurrikans und meiner verschwundenen Katze umgehen. Ich hatte Angst vor meiner Umwelt wegen dieser beiden einschneidenden Erlebnisse. Meine Umgebung war voller unberechenbarer Grausamkeiten und unkontrollierbarer Kräfte von Mensch und Natur.
Ich zog mich in mich selbst zurück, um mich zu beruhigen. Ich schloß mich in meinem Zimmer ein, lehnte mich gegen die Tür und rollte mich zusammen wie ein Ball. Und ich fing an, die Haare an meinen Beinen auszureißen.
In diesem Augenblick kam es mir so vor, als ob ich die beste Lösung gefunden hätte, den Streß, der sich in mir angestaut hatte, abzubauen. Es fühlte sich großartig an. Ich war so überwältigt von meiner Entdeckung, daß ich sie meiner Familie zeigte.
Anstelle von Akzeptanz, war ihre einzige Antwort: „Tu das nicht! Das ist nicht gut für dich!“ Da ich dem Drang nicht widerstehen konnte, zog ich fortan, wenn ich alleine war. Seither hat meine Familie selten mit mir über das Haarziehen gesprochen und nie den Versuch gemacht, nach Hilfe für mich zu suchen.

Zehn Jahre sind vergangen seit dem Beginn der Trichotillomanie. Diese Jahre waren angefüllt mit Einsamkeit, da ich jeden Tag an meinen Haaren riß, durchschnittlich zwei Stunden lang. Manchmal waren es sogar acht.
Obwohl es für mich eine Möglichkeit bot mit Streß umzugehen, haßte ich mein Haar, meine Hände, die unkontrollierbar schienen, die böse Pinzette und die Haare an

meinen Beinen, an denen ich zog. Ich verlor jeglichen Glauben an eine höhere Macht. Mich selbst fand ich fragend wieder, wie ein liebender Gott mir ein solches Verhalten antun konnte.
Diese Jahre waren auch voller Peinlichkeit und Selbsthaß. Ich war überzeugt davon, verrückt zu sein, die einzige Person im ganzen Universum, die sich das Haar auszupft.
Angst überkam mich in Zeiten, in denen ich dachte, daß jemand meine Trichotillomanie entdeckten könnte und mich zu einem Versuchskaninchen in einem psychologischen Labor machen würde. Als Teenager behandelte ich mich selbst mit Drogen und Alkohol. Dieser Weg führte jedoch lediglich zu Depressionen und Selbstmordgedanken.
Im ersten Jahr meines Studiums, erzählte ich letztendlich meinem Freund von dem Geheimnis, das mein Leben kontrollierte. Als ich Hilfe bekam, fing meine Gesundung an. Ich erzählte es sogar meiner Familie und meiner Therapeutin. Obwohl mein Geheimnis endlich gelüftet war und ich mich erleichtert fühlte, ist der Weg zur Gesundung der härteste Kampf meines Lebens.

Meine Familie und Freunde wissen nicht, wie sie helfen können und hören mir nur zu. Die Fachleute, denen ich begegnet bin, haben keine Ahnung. Ich war bei vier Psychotherapeuten und zwei Psychiatern und war der erste Patient mit Trichotillomanie, den alle von ihnen je gesehen hatten.
Ich habe Serotonin-Wiederaufnahme-Hemmer versucht, erzielte damit jedoch keinen Erfolg. Als mein Psychiater versuchte die Dosis zu erhöhen, litt ich unter Schlaflosigkeit, einer Persönlichkeitsveränderung, fühlte mich frustriert und hoffnungslos.
Glücklicherweise hat mir eine Verhaltenstherapie am meisten dabei geholfen, meinen Zustand zu verbessern.

Seitdem ich keine Serotonin-Wiederaufnahme-Hemmer mehr nehme, finde ich Hilfe in Selbsthilfebüchern, dem „Trichotillomanie-Zentrum“ im Internet und der Trichotillomanie-Mailingliste. Der Kontakt zu anderen Betroffenen mit Trich via Internet hat mir am meisten geholfen. Ich habe sogar eine kleine Selbsthilfegruppe in South Carolina gegründet, um durch den Kontakt zu anderen die Heilung zu forcieren.

Heute studiere ich im Hauptfach Psychologie an einer Universität im Süden. Obwohl ich bis heute nicht frei davon bin an den Haaren zu ziehen, geht es mir immer besser. Ich plane, aktiv in der Trichotllomanie-Gemeinschaft mitzuarbeiten und hoffe, daß es eines Tages Betroffenen mit dieser Erkrankung besser ergehen wird.
Ich möchte weniger, daß es die Frustration ist, die das vorherrschende Gefühl meiner Studie bezüglich Trich ist, sondern meine Offenheit und meine Hoffnung für ein besseres Verständnis der Störung. Ich glaube daran, daß eines Tages unsere Fragen bezüglich Trichotillomanie geklärt werden, wenn mehr Fachleute etwas über diese Erkrankung wissen. Ich glaube auch daran, daß, je mehr Leute davon erfahren, die Betroffenen nicht weiter in Stille leiden und nicht länger alleine sein müssen.

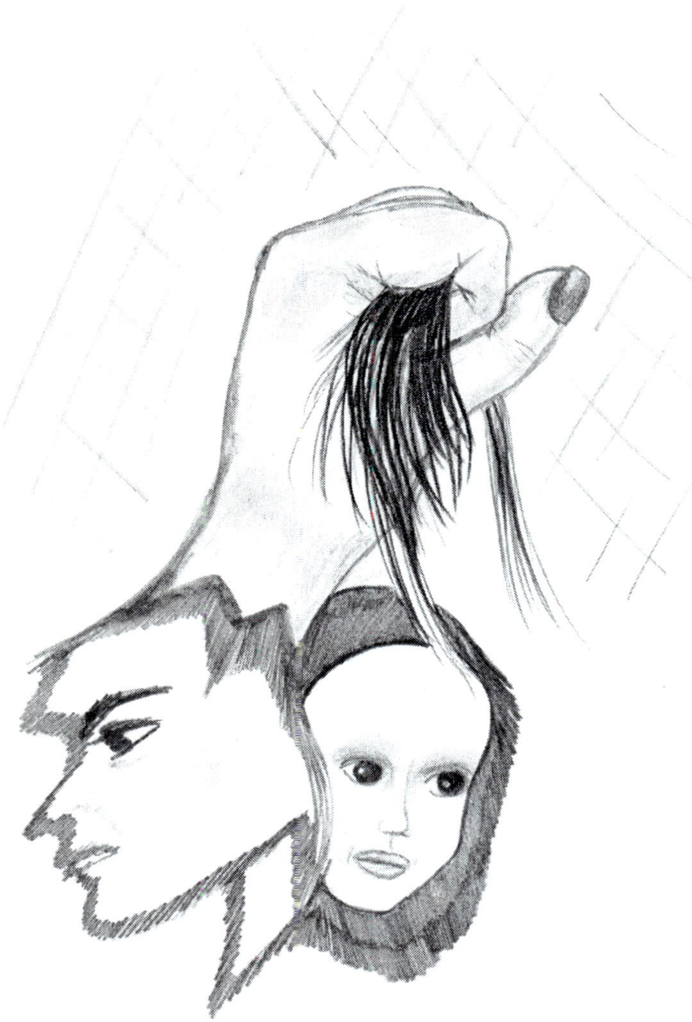

Uschi Broichhagen, 2001

Laska aus England

Hallo, mein Name ist Laska und ich lebe in Brighton in England.
Seit meinem elften Lebensjahr habe ich unter Trichotillomanie gelitten.

An ein traumatisches Ereignis, das mich dazu brachte an den Haaren zu ziehen, kann ich mich nicht erinnern. Es war, als ob es einfach passierte...
Ich kann mich jedoch entsinnen, daß meine Cousins und ich mit einem Mikroskop experimentierten. Nachdem wir schon eine Menge anderer Sachen darunter gelegt hatten, kamen wir auf die Idee uns ein Haar auszureißen, um zu schauen, wie es wohl aussieht.
Das ist meine erste Erinnerung daran, daß ich eine Haarwurzel sah und fasziniert von ihr war. Es ist mir nicht bekannt, daß ich vorher schon so von meinem Haar beeindruckt gewesen bin.
Ich gehe davon aus, daß es einfach aufregend für mich war, daß da eine Wurzel war. Sie schien so anders zu sein, als der Rest meines Haares. Es kam mir so vor, als ob sie kein Teil von mir wäre.
Wenn ich heute noch an Haarwurzeln denke, stelle ich mir all die weißen (fast plastikartigen, auf jeden Fall unnatürlichen) Dinger vor, zwischen meiner Kopfhaut und meinem Schädel. Ich kann sie mir immer noch ganz genau vorstellen. (Allerdings versuche ich, es nicht zu tun, da mich das immer noch in Versuchung führt.)
Sogar wenn ich das hier tippe, macht es mich nervös und mein Kopf kribbelt. Wurzeln scheinen „etwas fremdes“ zu sein. Ich finde es zum jetzigen Zeitpunkt relativ

peinlich darüber zu sprechen. Irgendwie scheint es ein verborgener Teil meiner Zieherei zu sein (und daher auch der zumeist angenehmste). Aber es scheint, daß nahezu alle Trichster genau das über Haarwurzeln denken.
Es ist für einen Trichster sogar anstrengend über Wurzeln zu reden. Viele Leute sagen, daß allein der Gedanke daran sie zum Ziehen bringt.
Auch ist da das Gefühl von Scham. Es kommt einem so ekelerregend vor, das tatsächlich zu machen und man hat das Gefühl, daß andere es als abstoßend empfinden.
Aber obwohl jeder Trichster den ich kenne, gerne aufhören würde, um gut auszusehen, geben manche auch zu, daß sie in vieler Hinsicht gar nicht aufhören wollen.
Und psychisch gesehen, können wir gar nicht so einfach damit aufhören.
Psychologen bezeichnen es als Störung der Impulskontrolle, aber ich denke, es ist auch eine Menge „Zwang“ dahinter.

Später fand ich heraus, daß Wurzeln kalt und klebrig sind, wenn ich sie an meinen Lippen reibe. Das führte mich dazu, daß ich sie zwischen meine Zähne nahm, um auf ihnen herum zu kauen.
Ich habe die Haare nie gegessen, obwohl manche das tun. (Das kann sehr gefährlich sein. Letztens las ich von jemandem in der Zeitung, der an einem Haarball in seinem Magen gestorben ist. Ich weiß nicht, ob die Betroffene Trich hatte, aber ich kann es mir gut vorstellen.)
Ich zog auch an meinen Haaren, um die perfekte Wurzel zu finden, eine mit einer nassen Spitze, die zwischen meinen Zähnen „knackte“. Aber, wenn ich eine fand, machte ich mich oft auf die Suche nach einer weiteren...

Ich denke, daß diese speziellen Haarwurzeln sich mitten im Wachstum befinden. Das habe ich zumindest gelesen.

Eine Menge Leute mit Trich berichten, daß sie „brennende und wunde“ Stellen auf dem Kopf bekommen, obwohl es keine sichtbaren Unterschiede auf der Haut gibt. Ich bekomme sie auch, allerdings nicht so oft (und wenn ich sie bekomme, benutze ich ein bestimmtes Öl).
Es scheint, als ob du genau an diesen Stellen die Haare ausziehen möchtest und es ist oft da, wo die besten Wurzeln zum Ziehen gefunden werden. Die Zieherei geht aber überall weiter, nicht nur an diesen speziellen Stellen. Es war immer wie ein besonderer Erfolg für mich, wenn ich das „gute, richtige“ Haar gefunden hatte.
Ich habe versucht psychologisch zu verstehen, warum das so ist, aber ich habe keine richtige Erklärung gefunden. Das Zupfen, das eigentlich weh tun sollte, fühlt sich gut an, es fühlt sich richtig an und ist angenehm.
Aber aus welchen Gründen auch immer, ich erkannte, daß die Zieherei 31 Jahre Teil meines Lebens war.
Ende März 1999 fand ich heraus, daß ich nicht alleine war und hier bin ich - über 300 Tage mit diesen Dingern, die ich mir immer gewünscht habe - mit Haaren.
Ich habe so oft versucht mit der Zieherei aufzuhören, aber ich scheiterte... Mir wurde von meinen Eltern Geld angeboten. Das schlug fehl und dann wurden sie sauer auf mich, aber das funktionierte auch nicht. Ich wurde wütend auf mich selbst und das wirkte auch nicht. Es machte höchstens mein geringes Selbstwertgefühl noch kleiner, als es ohnehin schon war.
Ich versprach mir selbst so oft, daß ich aufhören würde, am Anfang eines jeden neuen Jahres, als mein Kind geboren wurde und tausendmal zwischendurch. Es war aber ein überdimensionaler Zwang, den ich nie beherrschen und den ich nicht verstehen konnte.

Es war so, als wenn jemand anderer die Macht über mich hätte. Ich wollte unbedingt aufhören - normal sein. Aber es war, als ob mein Gehirn mir erzählen würde, daß es normal sei zu ziehen, kahl ist normal und doch erzählte mir die Gesellschaft etwas anderes.
Ich hatte immer gedacht, ich wäre die einzige, die das täte, und das hat mich davon abgehalten soviel aus meinem Leben zu machen. Ich habe meinen Job aufgegeben und die Möglichkeiten Beziehungen zu schließen, nicht wahrgenommen. Da war immer der Gedanke, niemand will mich als Freund, nicht richtig, keinen, der sein eigenes Haar auszieht.
So habe ich mich in gesellschaftlichen Situationen oft zurückgehalten (obwohl - wie viele andere Betroffene bin ich oft übers Ziel hinaus geschossen und manchmal haben mich die Leute als sehr stark extravertiert erlebt).
Ich bin überzeugt, daß ich immer dachte, daß die Leute mich nicht mögen wegen meiner Trich. Meine Eltern und meine Familie waren keine große Unterstützung und sie konnten nicht verstehen, daß ich einfach nicht damit aufhörte.
Aber das war zu den Zeiten, in denen niemand etwas über ungewöhnliches Verhalten in jedwelcher Form sagte. Und alles, was irgendwie nach psychischer Krankheit aussah, war etwas, das man verstecken wollte, im Gegensatz zu heute, wo über diese Dinge offen gesprochen wird.

Egal, ich wuchs auf mit dem Gefühl, daß ich Eltern und Familie enttäuscht hatte, und daß ich nicht liebenswürdig war. Das löste oft in mir den Versuch aus, dieses in gesellschaftlichen Situationen wieder gut machen zu wollen. Dort wollte ich erreichen, daß die Leute mich mochten, ganz besonders auf Männer bezogen.
Ich glaube aber, da ich es tat, tat ich es meist gegen mich selbst. Ich fühlte mich wertlos, so führte ich mich in

einer Art und Weise auf, daß ich dachte, andere würden mich dann mögen. Aber oft war das Ergebnis nicht das, was ich erreichen wollte.
Ich denke, ich erlaubte mir selbst, von Männern benutzt zu werden. So geriet ich in eine Serie von schlechten Beziehungen mit Männern, da ich immer wieder nach Akzeptanz und Anerkennung schrie.
Manchmal finde ich das heute noch schwierig im gesellschaftlichen Leben. Dort übernehme ich die Rolle des „Idioten", um akzeptiert zu werden. Ich tendiere noch manches Mal dazu, mein Licht unter den Scheffel zu stellen.
Das ändert sich, da ich selbstbewußter werde. Nicht nur was Trich angeht, sondern auch diesbezüglich ein Kind zu haben, meine Ehe zu beenden und mich als Alleinerziehende zu behaupten. All das passierte in meinen Dreißigern, wo ich auch meinen jetzigen Partner (der mich völlig akzeptiert) traf. Michael hat mir ebenfalls eine Menge geholfen.
Ich hielt mich auch selbst davon ab an gewissen Ereignissen teilzunehmen, wegen meiner Trich. Dabei wollte ich mir selber weis machen, daß ich Sport nicht mag und ebenso wenig gesellschaftliche Veranstaltungen.
Ich lebte die ganze Zeit versteckt mit meiner Trich und wußte nicht, daß es ein medizinisches Problem war und nichts, was ich aus eigenem Willen machte; mich selbst zu zerstören, weil ich nicht richtig im Kopf bin.

Es gab Zeiten, da wurde ich von meinen Schul-"Freunden" aufgezogen (ich war in der Schule als „Mönchskopf" bekannt). Ich hatte kahle Stellen, die so groß waren wie meine Hand.
Zeiten, in denen ich über meinen verwüsteten und wunden Kopf weinte und mich dafür haßte, daß ich es tat.
Zeiten, in denen meine Finger so wund waren vom Zie-

hen und in denen ich es nicht ertragen konnte noch mehr zu ziehen, und in denen ich dennoch nicht aufhören konnte. Zeiten, in denen ich dachte, ich wäre völlig verrückt, schlecht und ein Alptraum für jeden, der mich kennt.
Ihr könnt euch denken, daß ich Jahre damit verbracht habe zu denken, ich wäre geistig krank und dennoch funktionierte ich in Gesellschaft richtig gut. Ich hatte nun mal diese dunkle Seite und wollte alles versuchen, sie versteckt zu halten.
Im Endeffekt wollte ich sie selbst vor mir versteckt halten. Ich schaute meinen Kopf niemals an. Und wenn ich vor einem Spiegel stand und mir die Haare auszog, war es so, als ob ich es nicht selbst wäre, den ich da betrachtete.

Aber im Herbst des Jahres 1998 passierte etwas, das mir meine Kopfhaut und mein Haar wieder bewußt machte.
Meine Freundin Penny machte eine Schulung zur Masseurin und ich war eine Zeitlang ihr Versuchskaninchen. Eines Tages bestand sie darauf meine Kopfhaut zu massieren und ließ sich nicht davon abhalten. (Sie hatte die Blessuren ganz offensichtlich gesehen, obwohl sie nicht wußte, warum sie da waren. Außer daß ich ihr erzählt hatte, ich hätte einen Unfall gehabt).
Du kannst dir vorstellen, wie ich mich fühlte. Aber sie war so nett und freundlich und beharrte so sehr darauf, daß dieser Teil meiner Person es verdiente, daß man sich um ihn kümmerte, wie jeder andere auch, und daß ich mich nicht wegen mir selbst schämen müßte.
So hatten wir über Kopfmassagen diskutiert (ich hatte ihr die alte Geschichte vom Unfall erzählt), und sie überzeugte mich, daß ich vielleicht eine mögen und davon auch profitieren würde.

Ich denke mal zu dem Zeitpunkt hatte sie mich in meiner ganzen Herrlichkeit eh schon gesehen. So kam es mir vor, als ob ich nicht mehr viel zu verstecken hätte und ließ sie gewähren. Ich denke, daß war auf eine Art die heilsamste Angelegenheit. Ich bin sicher, daß sie meine Not gefühlt hatte, denn es brauchte einige Versuche von ihr mich zu überzeugen, bevor ich zustimmte.
Ich hatte zwanzig Jahre oder mehr niemanden erlaubt meinen Kopf zu berühren. Auch zum Friseur ging ich nicht. Ich erwähnte meine Trich anderen gegenüber nicht und es tat auch niemand bei mir.
So war ihre Akzeptanz meines Kopfes für mich so etwas wie ein richtiger Durchbruch. Zu dem Zeitpunkt war ich zu etwa 30 Prozent kahl. Ich zog mir oben auf dem Kopf die Haare aus, am Hinterkopf und an den Seiten.
Ich glaube, es wäre sinnvoll gewesen eine Perücke zu tragen, aber ich traute mich nicht in ein Geschäft zu gehen und eine auszusuchen. Ich ignorierte meine Trich außer zu den Zeiten, in denen ich mich zwang in den Spiegel zu schauen, um zu sehen, wie mein Kopf aussah.
Aber nachdem meine Freundin angefangen hatte, meine Kopfhaut zu massieren, fühlte ich mich meinem Schädel mehr verbunden.
Wie du dir vorstellen kannst, war ich in Tränen aufgelöst. Sie gab mir die Massage und redete mir zu, mich selbst aus einer mehr ganzheitlichen Sicht zu sehen. Während der folgenden wenigen Monate, in denen sie meine Kopfhaut einige Male massierte, akzeptiere ich meine kahlen Stellen mehr und mehr. Damit fühlte ich mich der Person im Spiegel auch immer mehr verbunden.
Im Endeffekt denke ich, daß es das war, was mir dazu verhalf, den Versuch zu wagen und herauszufinden, ob ich wirklich diese „verrückte“ Person war, die ich seit mehr als 30 Jahren zu sein glaubte.

Ich denke mal, daß all diese Veränderungen in meinem Leben letztendlich dazu führten, mir Zuversicht zu geben, so daß ich glaubte, vielleicht doch meine Trich in Angriff nehmen zu können.

Einige Monate später tippte ich die Wörter „Haare ziehen" in meinen Computer. Und dann entdeckte ich, daß ich wirklich und wahrhaftig nicht die einzigste Person auf der Welt bin, die das macht.
So kannst du dir vorstellen, wie ich mich fühlte, als ich das „schwarze Brett" fand.
Heute kann ich sagen, daß meine größte Unterstützung das Internet gewesen ist und die großartigen Freundschaften, die ich dort gemacht habe.
Es war auf der einen Seite so erschreckend. Dort waren all die Dinge, meine Geheimnisse und Rituale, aufgeführt für jeden, der sie lesen wollte. Und da waren all die Leute wie ich... Ich heulte mir die Augen aus.
An diesem Tag ging ich nach Hause und zog mir vier Haare aus, während ich mit jemandem telefonierte. Aber als ich realisierte, was ich getan hatte, warf ich sie gleich in den Abfall, ohne auf der Wurzel zu kauen (das muß das erste Mal gewesen sein).
Ich bestätigte mir selbst, daß es die letzten gewesen sein würden. Natürlich waren es nicht absolut die letzten, aber ich hörte von diesem Tag an für mehrere Monate auf zu ziehen. Gleichzeitig habe ich etwas gefunden (ich weiß nicht was), was mir plötzlich erlaubte, das richtige Bewußtsein bezüglich meiner Trich zu erlangen.
Und jetzt habe ich mein ganzes Haar wieder. Ich hatte ein oder zwei Rückfälle, aber ich würde sagen, ich zog nicht mehr als zehn Haare von dem Tag an, als ich das „schwarze Brett" fand. Das ist wahr. Normalerweise waren es 50 oder mehr an einem einzigen Tag.

Letztendlich habe ich meiner Freundin Penny vor einigen Monaten die Wahrheit erzählt und sie unterstützt mich sehr. Aber ich glaube, daß ihr Dienst und ihre Freundlichkeit an einem Teil von mir, den ich so lange ignoriert und heruntergeputzt hatte, der Katalysator für mich war, mehr über Trich herauszufinden und zu sehen, ob ich letztendlich etwas daran tun konnte.
Penny lehrte mich, meine Kahlheit zu akzeptieren. Die Leute, die ich auf dem „schwarzen Brett" traf und die Hilfe und Liebe, die ich durch sie bekam und von meinem Partner Michael und anderen Freunden, denen ich davon erzählt habe, als ich mich dazu in der Lage fühlte, halfen mir durch diese rauhen Zeiten.
Und hier bin ich nun - nahezu ein Jahr mit dem Ding, was ich mir nahezu mein ganzes Leben gewünscht habe, einem ganzen Kopf voller Haare (so eine kleine Sache eigentlich, aber es schien so unmöglich zu sein).
Ich bin nicht geheilt. Ich werde immer Trich haben, aber ich weiß, daß ich nicht alleine bin und ich bin nicht verrückt, ich denke, so kann der Kampf weitergehen und letztendlich gewonnen werden.

Laska's Tips, mit dem Haareziehen aufzuhören.

Der wichtigste Punkt: Akzeptiere deine Trich.
Ich denke, daß der Moment, an dem ich meine Trich als einen Teil von mir angenommen habe war der, an dem ich in mir die Kräfte mobilisierte, die mich fähig machten, sie zu kontrollieren.

Wachsamkeit ist der wichtigste Punkt. Ich glaube, sie ist sogar der Schlüssel, den Kontrollprozeß zu starten. Wenn du verstanden hast und akzeptierst, daß du ziehst, daß du Trich hast, und daß du keine Geisteskrankheit oder so etwas hast... dann kannst du anfangen, etwas daran zu ändern.

Sei nett zu dir selbst. Hör auf damit, dich niederzumachen wegen deiner Trich und allem anderen. Sag dir, daß du heute damit anfängst.

Vergiß all die schlechten Dinge, die jemand irgendwann einmal zu dir gesagt hat, über Trich, warum du ziehst und was sie darüber denken, wie du aussiehst. Sie sind nicht wahr. Was du hast, ist eine Störung der Impulskontrolle, eine medizinische Sache, das ist alles.

Nun da du das weißt, kannst du es anderen erzählen, wenn du möchtest. Du kannst nach Wegen suchen, die Trich zu besiegen. Ermuntere deine Familie auf die entsprechenden Seiten im Internet zu schauen und dich zu unterstützen, wenn irgendwelche Verwandten oder Freunde fragen, warum dein Haar so ist.
Sag ihnen, es ist keine großartige Angelegenheit. Viele Leute kauen an den Nägeln. Ich denke, das ist ebenfalls eine Störung der Impulskontrolle. Was du machst, ist auch nichts anderes.
Es ist lediglich so, daß uns die Gesellschaft weis machen will, daß Haarziehen nicht so akzeptabel ist wie Nägelkauen. Geh zu Ärzten, bewaffnet mit Informationen. Erinnere dich daran, daß eine Menge Mediziner nie von Trich gehört haben.

Du mußt es niemandem erzählen, wenn du es nicht willst. Wenn du dich jedoch entschließt darüber zu sprechen, denke genau nach, was du zuerst sagst.

Entschuldige dich nie für deine Trich. Du brauchst dich nicht schlecht zu fühlen, wenn es jemand nicht versteht.

Das ist ihr Problem nicht deins. Rede zuerst mit anderen Trichstern, und dann wirst du dich sicherer darin fühlen, es Nicht-Betroffenen zu erzählen.

Mach eine Verhaltenstherapie. Medikamente scheinen einigen Leuten zu helfen. Ich bin kein medizinischer Experte. Doch bin ich nicht davon überzeugt, daß sie auf lange Dauer alleine wirken (Das ist ausschließlich meine persönliche Meinung!).
Ich habe nie Medikamente genommen. Meiner Meinung nach ist es sinnvoll den Teufelskreis zu durchbrechen, in dem wir, wie ich glaube, alle gefangen sind.

Setz dich an einen anderen Platz, wenn du liest oder Fernsehen schaust. Wenn du liest, halte dein Buch in der einen Hand und in der anderen etwas, womit du spielen kannst.
Versuche etwas zu finden, was du in der „freien" Hand halten kannst, wenn du lernst (in der anderen hältst du den Stift!). Bewahre etwas zum Spielen in der Nähe des Telefons auf, im Badezimmer und im Auto (so etwas wie einen weichen Ball.) Oder an Orten, an denen du normalerweise sitzt und ziehst, und nichts daran ändern kannst.

Versuche dir darüber bewußt zu werden, wann du ziehst. Beginne ein Tagebuch zu schreiben, in dem du festhältst, wie du dich fühlst, was du gegessen hast, wo du warst.
Unterlasse jedoch irgendwelche negativen Kommentare. Das Tagebuch ist nur dazu da, dein Verhalten zu beschreiben, Fragen, warum und wo du es machst zu klären und wie du dich zu diesem Zeitpunkt fühlst.
Beschreibe deine Fortschritte im Tagebuch, z. B. ich wollte im Badezimmer ziehen, aber ich habe es nicht ge-

tan. Markiere das mit Sternen. Schau dir die Eintragungen abends an und versuche, daraus etwas zu lernen.
Wenn du es nicht so gut schaffst, wie du gehofft hast, akzeptiere das und versuche es am nächsten Tag wieder. Fühl dich deshalb nicht schlecht.

Wachsamkeit (wie ich bereits sagte) ist der Schlüssel, um anzufangen, die Trich zu kontrollieren. Du mußt nicht das Gefühl haben, daß du das Tagebuch jemand anderem zeigen mußt - es ist für dich. Feiere es, wenn du widerstanden hast.

Höre mit dem Ziehen in kleinen Schritten auf. Versuche zunächst eine halbe Stunde nicht zu ziehen oder eine Stunde. Baue dann darauf auf.
Erinnere dich daran, daß es jedes Mal ein Fortschritt ist, wenn du nicht ziehst, auch wenn du später wieder ziehen solltest. Indem du widerstehst, gewinnst du die Kontrolle über die Trich, auch wenn es nur für kurze Zeit ist. Diese Zeiten werden immer länger.
Versuch dein bestes nicht zu ziehen, aber fange dich auf, wenn du versagst, hasse dich jedoch nicht dafür. Denk daran, du bist nur ein Mensch - kein Supermann und du bist für andere wertvoll!!!

Lies die Artikel am „schwarzen Brett“ und schreib dahin, wenn du möchtest. Schick Leuten Emails - es gibt eine Menge genau wie du. Du mußt deinen Namen nicht nennen oder sagen, woher du kommst.
Ich schreibe dort als Laska. Denk daran: Wir sind alle da, weil wir Trich haben. Ich verspreche dir, es gibt nichts bezüglich der Zieherei, was uns schockieren würde. Wir ziehen alle (an allen Stellen, die du dir nur vorstellen kannst.).

Viele von uns essen die Haarwurzeln. Du wirst dich wundern, wie ähnlich wir uns sind (Wußtest du, daß Trich-Leute üblicherweise sehr intelligent sind?).
Ließ auch die „Häufig beantworteten Fragen“ am „schwarzen Brett“ und wirf einen Blick auf die anderen Seiten im Index. Es gibt dort jede Menge Informationen sowie wahre Geschichten und Ideen.

Benutze immer ein kleines Spielzeug, um damit zu spielen, während du telefonierst, mit dem Auto fährst, fern siehst oder liest. Ich habe eine Holzkugel voll mit Spielzeug, die ich jedes Mal benutze, wenn ich mich entspanne. Meine Familie reicht mir jetzt mein „Spielzeug“, wenn ich mich hinsetze.
Mach etwas anderes, z. B. Abspülen per Hand, wenn du dich abends normalerweise mit einer Tasse Kaffee oder sonst etwas hinsetzen würdest. Spiele an dem Gummi deiner Socken (das ist zwar teuer, aber besser als zu ziehen). Gummi ist großartig, um damit zu spielen - trotzdem ist es besser, ihn nicht zu essen!

Schau nicht zuviel in den Spiegel (ich pflegte Mitesser auszudrücken). Ich hörte auf in den Spiegel zu schauen. Laß es auch sein, und deine Hände können nicht zum Haar wandern und ziehen. Merkwürdigerweise habe ich inzwischen auch keine Pickel mehr.

Verbring deine Zeit nicht damit, dein Gesicht zu betrachten. Sonst wirst du anfangen, auf deinem Kopf Haare zu finden, an denen du ziehst. Das ist der Zeitpunkt, an dem die meisten Trichster zupfen.
Ich benutzte ein Öl mit dem ich meinen Schädel eingerieben habe, wenn das neue Haar anfing zu wachsen und es juckte. Das hilft mir sehr.
Denk daran: Wenn das Haar wächst, gibt es eine unangenehme Phase bis es lang genug ist, daß es sich flach

auf die Kopfhaut legt. Sieh es als Samen an, der darauf wartet zu einer liebenswerten Blume zu wachsen.
Wichtig: Verdünne das Öl. Benutze einen oder zwei Tropfen in circa einem Weinglas voller Wasser. Reib es einfach auf die Flächen, an denen du ziehst. Du kannst es in jeder Apotheke bekommen. Benutze es jedoch nicht auf den Wimpern.

Mach dein Haar naß, bevor du dich vor den Fernseher setzt, liest oder lernst. Bringe Festiger ins Haar und wasch ihn aus, bevor du zu Bett gehst.

Geh nur ins Bett, wenn du richtig müde bist. Benutze eine Handcreme und Hautlotion, während du fern siehst. Die Haut an meinen Armen und Beinen ist unwahrscheinlich weich geworden. Aber ich konnte nicht mehr ziehen (leg ein Handtuch aufs Sofa) und dann weißt du, was du wirklich mit den Händen machst.

Wenn deine Hände abschweifen, sprich immer wieder mit dir selbst, um dich daran zu erinnern, daß du es nicht mehr machst.

Wichtig:

Wenn du mit deiner Familie und Freunden über deine Trich sprechen kannst, ist es wichtig, ihnen zu erklären, wie sie dir helfen können.
Erzähl ihnen, daß du vielleicht Unterstützung benötigst, aber das es wichtig ist, wie sie darüber sprechen. Manche von uns fühlen sich von unseren Lieben von einem gewissen Punkt an belästigt.
Versuch es einfach und erinnere dich daran, daß sie nur helfen wollen. Vielleicht verstehen sie die Trich jedoch nicht und vielleicht kennen sie auch nicht den besten Weg, sich dem Thema zu nähern.

Beispielsweise sagen mir Leute, ich solle einfach damit aufhören. Das ärgert mich und hilft mir nicht weiter.
Du mußt versuchen, ihnen die Natur von Trich zu erklären, und daß es einfach etwas ist, was du nicht kontrollieren kannst, einfach so, aber daß du dich über ihre Hilfe freust.
Trich ist sicherlich nicht die Suche nach Aufmerksamkeit. Wie ich sagte, es ist eine Störung der Impulskontrolle, eine medizinische Geschichte.
Überlege dir die Art und Weise, in der du mit anderen über Trich sprechen möchtest und erzähle das deinen Freunden und der Familie. Erzähle ihnen, daß Unterstützung gut ist, aber daß du es nicht möchtest, daß du schlecht gemacht wirst, wenn du ziehst oder sofort darauf hingewiesen werden möchtest.
Es hilft dir unter Kontrolle zu sein, wie sie deine Trich ansehen. Es mag hart sein, aber ich denke, sie sorgen sich eine Menge um dich, und sie werden dir zuhören, wenn du einen Weg findest, es ihnen richtig klar zu machen
Ich hoffe, es hilft. Diese Tricks halfen mir.

<u>Laska</u>: Ein Jahr, ohne an den Haaren zu ziehen 30/3/2000

Michaela aus Deutschland

Im Alter von acht Jahren habe ich mit dem Haare ziehen begonnen.
Damals erlebte ich den Unfall meiner besten Freundin Susanne mit und gab mir selbst die Schuld daran. Susanne und ich hatten an diesem Tag die Fahrräder getauscht. Dann passierte es – Susanne stürzte unglücklich und schlug mit dem Kopf auf den Bordstein. Sie erlitt einen Schädelbasisbruch.

Als ich Susanne so daliegen sah, dachte ich zunächst, daß sie einen Witz macht. Erst dann sah ich das Blut und begriff, was wirklich passiert war.
Glücklicherweise passierte all das fast vor unserer Haustür. Denn ich erlitt einen Schock und schrie so laut, daß die ganze Nachbarschaft zusammenlief.
Dennoch reagierte ich richtig und wollte sofort den Notarzt benachrichtigen. Das hat mir mein Vater jedoch abgenommen.
Noch Stunden später befand ich mich in einem Schockzustand. Abwechselnd war ich völlig teilnahmslos oder weinte nur noch.
Zu diesem Zeitpunkt fiel mir ein, daß mir meine Mutter irgendwann erzählt hatte, daß es Glück bringt, eine ausgefallene Wimper wegzupusten.
Fortan half ich meinem Glück etwas nach und zupfte meine Wimpern aus, um sie wegzupusten. Einen Zusammenhang zwischen diesem Verhalten und dem Unfall sah ich damals noch nicht.

Obwohl Susanne nach ihrem Sturz wieder ganz gesund wurde, konnte ich nicht mehr aufhören, an den Wimpern zu ziehen. Schließlich ging ich dazu über, auch am Haupthaar zu zupfen.
Dazu kämpfte ich mit starken Angstzuständen. Ich hatte Furcht vor Toten und der Dunkelheit.
Als ich im Alter von zehn Jahren eines Abends das Badezimmer verließ und mir mein Bruder aus dem gegenüberliegenden dunklen Raum im weißen Hemd entgegenkam, erlitt ich einen neuerlichen Schock.
Ich schrie stundenlang und konnte fortan nicht mehr alleine sein. Die Angstzustände wurden so schlimm, daß die Eltern mich deshalb und wegen dem Haarziehen zu einem Psychologen brachten.
An die Therapie, eine Psychoanalyse, kann ich mich kaum noch erinnern. Außer, daß sie mir nicht geholfen hat und sowohl das Haare ausreißen als auch die Angstzustände blieben. Statt dessen begann ich mehr und mehr an mir zu zweifeln und hegte sogar Selbstmordgedanken.
Meine Eltern versuchten mich am Haarzupfen zu hindern, indem sie mir Handschuhe und ein Kopftuch anzogen. Doch nichts dergleichen half. Es vergrößerte höchstens noch meine Schamgefühle.

Am Anfang der Pubertät war es ganz besonders schlimm. Überall waren kahle Stellen zu sehen und in der Schule wurde ich oft ausgelacht. Auch die Ängste quälten mich mehr denn je. Deshalb brachten meine Eltern mich zu einer Kinderpsychologin, die mit Verhaltenstherapie arbeitete.
Dort lernte ich, einen Nachweis darüber zu führen, wie oft am Tag mich der Drang überkommt, an den Haaren oder Wimpern zu ziehen. Ich versuchte einen Merkkalender zu führen, in dem ich genau festhielt, wann ich am meisten zupfe.

Damit wollte ich auch herausfinden, bei welchen Gelegenheiten es passierte. Meist waren Streß oder Langeweile die Auslöser.
Meine Familie, Mutter, Vater und der Bruder, waren von Anfang an über mein Problem informiert. Doch es dauerte lange, bis sie verstanden, daß die Trichotillomanie willentlich nicht zu beeinflussen war.
Der Vater sprach öfters davon, daß er es doch auch geschafft hätte, sich das Rauchen abzugewöhnen.
Mein Bruder hat sich für mich geschämt. Er empfand es als belastend, wenn wieder einmal kahle Stellen auf meinem Kopf zu sehen waren.
Dennoch hielt unsere Familie immer zusammen. Meine Eltern und mein Bruder sind die wenigen, mit denen ich offen und ohne Scham darüber sprechen kann. Auch heute noch möchte ich das Verhältnis zu Eltern und Bruder als ausgezeichnet bezeichnen.
Oft genug wollten mir Psychologen einreden, daß mein Problem in der Familie liegen müsse, da das bei Zwangserkrankungen dieser Art häufig der Fall sei.
In der Verhaltenstherapie lernte ich auch, offen über meine „dumme Angewohnheit" und meine Ängste zu sprechen.
Ich ging sogar dazu über, meine Klassenkameraden zu bitten, mich darauf aufmerksam zu machen, wenn es mal wieder soweit war und ich an den Haaren zupfte.
Im Alter von circa 17 Jahren erfuhr ich - durch eine Sendung im Fernsehen, daß mein Problem einen Namen hat - Trichotillomanie. Ich hörte zum ersten Mal, daß viele andere Frauen auch daran leiden. Danach begann ich Kontakte über das Internet aufzunehmen und telefonierte auch mit Leidensgenossinnen.
Noch heute bin ich erstaunt darüber, wie geschickt andere darin sind, ihre Trich zu verstecken, sei es mit Perücken oder durch geschickte Frisuren. Darin war ich nie ein Meister.

Vielleicht ist auch gerade diese Offenheit meine Chance, denn trotz meines Problems habe ich immer versucht, ein normales Leben zu führen, ohne verstecken zu spielen.

Mit Hilfe der Kindertherapeutin bekam ich die Angst und das Haarziehen weitestgehend in den Griff. Es half mir sehr ein Tagebuch zu führen. Dadurch konnte ich mir bewußt machen, wann und warum es zu solchen Situationen kam. Diese Kenntnis half mir, dem Drang zu widerstehen, bis er von selber mehr und mehr nachließ.
Als Ersatz bekam ich von der Therapeutin ein Stofftier geschenkt. Statt mir selber die Haare auszuziehen, sollte ich an dem Tier zupfen.
Die Therapeutin arbeitete auch mit Belohnungen, wenn ich es schaffte, dem Drang zu widerstehen.
Als Therapie gegen die Angst wurde ich von ihr vorsichtig an die Auslöser herangeführt: Gespräche über schlimme Träume, spielerische Auseinandersetzung mit der Angstsituation des Unfalls meiner Freundin und schließlich Bilder von Totenköpfen, die ich irgendwann, ohne Panik zu bekommen, ansehen konnte.

Heute führe ich ein weitgehend normales Leben. Meine Trichotillomanie fällt kaum noch auf und die Ängste treten immer mehr in den Hintergrund.
Dennoch bin ich bis heute nicht gerne alleine. Deshalb lebe ich in einem Studentenheim. Es käme für mich nicht in Frage, mir ganz alleine eine Wohnung zu suchen und dort zu leben.
Auch mit Beziehungen tue ich mich schwer. Noch immer fühle ich mich unwohl, wenn jemand mir zu nahe kommt und so sehen könnte, daß ich keine Wimpern habe.
Meine besten Freunde wissen, daß ich Trichotillomanie habe und akzeptieren mich so, wie ich bin.

Dennoch bin ich mir nicht ganz sicher, ob sie genau wissen, was diese Krankheit beinhaltet oder aber, ob sie versuchen, um meinetwillen, sie einfach zu ignorieren.

Missy aus den USA

Was mich betrifft, fing ich mit der Zieherei an, als ich acht war. Heute bin ich 20.
Ich kann mich daran erinnern, daß ich dicke, grobe, drahtige Haare auf meinem Kopf fand, sie ertastete, dann auszog und nach der Wurzel sah.
Das tat überhaupt nicht weh. Im Gegenteil, es fühlte sich gut an. Aber ich zog niemals so viele Haare aus, daß es jemand bemerkte.
Als ich etwa 14 war und in der achten Klasse, verlor ich die Kontrolle und zog mir eine Menge Haare aus. Ich zupfte an den Augenbrauen, den Wimpern und entwickelte in kurzer Zeit große kahle Stellen auf dem Kopf.
Wenn du in einer Kleinstadt lebst und auch die Schule überschaubar ist, bist du sofort anders und das ist nicht gut.
Man machte sich lustig über mich, im Bus, in den Aufenthaltsräumen, in der Klasse.
Sie dachten, ich hätte Krebs. Sie fragten mich: „Warum hast du dir das Haar so geschnitten?“. Ich kam in eine spezielle Klasse, in die alle gingen, die etwas sonderbar waren und man versuchte, mir zu helfen.
Ich hatte Depressionen. Ich verhielt mich ganz ruhig. Das Schlimmste von allem war, daß ich niemandem erzählte, daß ich mir das selbst antat, so lange bis meine Eltern sich meiner annahmen und mich zwangen, es ihnen zu erzählen.
Danach ging ich zu wöchentlichen Sitzungen bei einem Psychologen. Dort bekam ich ein Anti-Depressivum und ging in eine Selbsthilfegruppe. Ich fing an, mich besser zu fühlen.

Sechs Jahre später, ohne gewußt zu haben, was Trich ist, ziehe ich seit mehr als einem Jahr nicht mehr an meinem Haar, genauer gesagt seit dem 8. Januar 1999.

Ich finde es wichtig, daß man akzeptiert, wenn man so etwas macht. Ich mag es, mir die Haare auszuziehen. Es hilft mir Streß abzubauen, es beruhigt mich. Weil ich all das akzeptiert habe und all die Nächte, die ich geweint habe, bin ich ein anderer Mensch geworden.
Jetzt kann ich anderen mit diesem Problem helfen. Für sie kann ich jemand sein, zu dem sie aufschauen und sagen können: „Es kann gelingen - ich bin der Beweis dafür."

Misty aus den USA

Hallo, mein Name ist Misty. Zur Zeit bin ich 19 und werde bald 20. Trichotillomanie habe ich seit meinem elften Lebensjahr.
Ich fing an, an den Wimpern und Augenbrauen zu ziehen. Zwei oder drei Tage, nachdem ich damit begonnen hatte, hatte ich keine einzige Braue und auch keine Wimper mehr.
Dann wurde es noch schlimmer. Ich fing an, mir das Kopfhaar auszuziehen und auch an einigen anderen Stellen zu zupfen.
Zu dem Zeitpunkt lebte ich bei meinen Großeltern. Als sie mich zu einem Psychologen brachten, blamierte ich sie, indem ich ihm erzählte, daß sie mich so nerven würden. Das war eine absolute Lüge. Ich hatte keine Idee, warum ich mir die Haare auszog.
Die Kinder fragten mich damals in der Schule überhaupt nicht nach meiner merkwürdigen Angewohnheit, aber dafür die Lehrer. Mir fiel immer eine Geschichte ein, die ich ihnen erzählte.
Als ich auf die Junior High School kam, stellte mir jeder Fragen. Zusätzlich tuschelten die Leute, wenn ich an ihnen vorbeiging. Die meisten von ihnen erfanden ihre eigenen Geschichten über mich und erzählten sie überall in der Schule herum.
Ich hatte nur wenige Freunde, die mich unterstützten. In der High School war es nicht anders. Außer, daß ich meinen eigenen Spitznamen bekam - „kahler Adler“.

Irgendwie schaffte ich die drei Jahre auf der High School. Im Sommer vor meinem letzten Schuljahr be-

schloß ich, daß es Zeit wäre für eine drastische Veränderung, so daß mich niemand mehr erkennen würde. Es funktionierte, ich bekam Kontaktlinsen, ließ mein Haar wachsen und fing an Make-Up aufzulegen.
So traf ich meinen Ehemann. Wir gingen während der Junior High School zusammen in eine Klasse. Damals waren wir jedoch nur Freunde. Als er mich so verändert sah, fragte er, ob ich mit ihm ausgehen wollte.
Jetzt sind wir schon fast drei Jahre zusammen und seit einem Jahr verheiratet. Außerdem haben wir einen wunderbaren Sohn namens Nathan, der jetzt fünf Monate alt ist.
Ich habe bemerkt, daß meine Zieherei eine Menge mit meinem Mann zu tun hat. Er ist in die Armee eingetreten und im August vergangenen Jahres zu einer Grundausbildung aufgebrochen. Als er weg war, habe ich wieder angefangen, mir die Haare auszureißen, hauptsächlich am Kopf.
Nach seiner Rückkehr hörte ich auf zu ziehen. Als mein Haar wieder anfing zu wachsen, wurde er im April wieder weggeschickt. Ich glaube, ich brauche gar nicht zu erwähnen, daß ich wieder angefangen habe zu ziehen.
Ich sage mir selbst immer, daß ich aufhören muß an den Haaren zu zupfen, weil ich nicht möchte, daß er von mir enttäuscht ist, wenn er nach Hause kommt.
Keiner von uns beiden hatte eine Ahnung von Trichotillomanie. So dachte ich, daß ich die Einzige bin, bis ich eine Show sah und dort ein Mädchen war, das eine ungewöhnliche Krankheit hatte, die Trichotillomanie hieß.
Ich war davon völlig fasziniert, ging ins Internet und fand dort „Helen's Seite zum Thema Trichotillomanie". Das war großartig. Ich fand meinen Weg in einen virtuellen Gesprächsraum und traf dort all die Leute, die genau wußten, was ich mitmachte.
Jedenfalls plane ich meinem Mann diese Website zu zeigen, wenn er nach Hause kommt. So wird er ver-

stehen können, was ich mitmache. Vielleicht bekommen wir auch weitere Unterstützung.

Ich finde es gut, daß einige der anderen Leute, mit denen ich gesprochen habe, einige Monate ziehen und dann für einige Monate aufhören.

Im Moment ist es so, daß ich anfange zu zupfen, wenn ich nur eine Minute still sitze. Ich denke darüber nach, noch einmal zu einem Psychologen zu gehen und dort Unterstützung zu bekommen. Hoffentlich hilft es mir dieses Mal.

Danke für deine Zeit und dein Interesse.

Noelani aus Hawaii

Trich ist ein Teil meines Lebens, wie ein enger Freund. Der Prozeß mich selbst zu akzeptieren, der schon seit 18 Jahren stattfindet, ist mir ans Herz gewachsen.

Ich fing an, mir die Haare auszuziehen, als ich zwölf war. Bis dahin war mein hellbraunes, langes Haar mit den goldenen Akzenten und Locken eine Quelle des Neides für jeden einzelnen um mich herum.
Eines Tages forderte unser Lehrer die Schüler im Mathematikunterricht dazu auf, sich ein Armhaar auszuziehen. Er versprach uns, daß es nicht weh tun würde. (Er muß übergeschnappt gewesen sein - oder vielleicht selbst ein Trichster).
Es schien mir eine gute Idee zu sein, so versuchte ich es einfach. Beim ersten Haar tat es weh. Nach einigen Versuchen fand ich jedoch eins, das schmerzlos, nahezu anmutig aus dem Follikel kam.
Das war eine wundervolle Entdeckung und ich hielt Ausschau nach weiteren Haaren. Mit einiger Übung konnte ich durch bloßes Anschauen feststellen, welches weh tun würde und welches nicht. Ich wurde besessen von einer Art von „Schatzsuche“.

An den Übergang vom Auszupfen meiner Armhaare zum Ausziehen meines Kopfhaares habe ich keine Erinnerung mehr, aber eines Tages kam ich nach Hause und hatte eine kahle Stelle oben auf dem Kopf im Durchmesser einiger Zentimeter.
Meine Mutter wurde wütend, als sie es sah und fing an, mich auszufragen. Ironischerweise hatte ich nicht das

Gefühl, etwas falsch gemacht zu haben, da es auf mich völlig natürlich wirkte. Schließlich verursachte mir die Zieherei keine Schmerzen und war in der Tat ausgesprochen befriedigend.
Für meine Mutter war es jedoch fürchterlich. Danach fing ich an Psychiater und Psychologen zu konsultieren und nahm die verschriebenen Anti-Depressiva. Während der zahllosen Psychotherapie-Sitzungen war es nicht selten so, daß die Scham und der Selbsthaß so stark waren, daß ich von einer Stunde zumeist 55 Minuten in absoluter Stille verbrachte.
Ich dachte, daß niemand wissen muß, wie schrecklich ich bin. Trotz all des Geldes, das die Sitzungen verschlangen, wollte ich Selbstmord begehen und drohte auch damit, war jedoch nie mutig genug, es wirklich zu tun.
Ich erreichte einen Punkt, an dem ich immer und überall zog, unfähig mich selbst unter Kontrolle zu halten, auch durch den Druck von außen. Zu Hause lag mein Haar in solch großen Mengen auf dem Teppich, daß es den Staubsauger verstopfte.
Jahre später gestand mir meine Mutter, daß sie meine Haarzieherei anekelte. Sie zögerte es hinaus nach Hause zu kommen, um nicht mit ansehen zu müssen, wie ich mich selbst unkontrolliert zerstörte.

In der High School fühlte ich mich alleine und unverstanden, obwohl meine Klassenkameraden es niemals erwähnten (entweder weil sie es nicht mitbekamen oder aber, weil es ihnen zu unheimlich war).
Trotzdem schaffte ich die Schule. Mein Dank gilt einem guten Freund, der für mich da war. Außerdem war ich in der Lage, die kahlen Stellen unter meinen langen Haaren zu verstecken.

Nachdem ich mir einige Jahre die Haare ausgezupft hatte, wurde meine Zieherei das Familiengeheimnis und niemand sprach darüber.

Die Lage verbesserte sich für mich jedoch, als ich 1988 zum College kam, auch wenn ich weiterhin an meinen Haaren zog. Ich verließ meinen Wohnort, hatte viele Freunde und führte ein aktives Leben.
Als ich 17 war, ging ich in den Cascade Mountains von Washington Berg steigen. Mit 18 studierte ich einen Sommer lang in Übersee in den französischen Alpen. Mit 19 ging ich im Rahmen eines Studentenaustauschs an die State University von New York in Stony Brook und arbeitete sechs Monate lang im Staat New York.
Mein Interesse an der Welt wurde an der Uni geweckt. Zusätzlich nutze ich sämtliche freie Tage, um in der Band und dem Orchester der Universität von Hawaii Klarinette zu spielen.
Noch immer gab es da dieses große Geheimnis, daß ich niemandem anvertraute und bei dem mir niemand helfen konnte.

Und dann traf ich James. Meinem zukünftigen Ehemann zu begegnen, war das wichtigste Ereignis in meinem Leben. Von dem Augenblick unserer ersten Verabredung in einem China-Restaurant, wußte ich, daß ich ihn heiraten würde.
Er war die erste Person, die ich getroffen habe, die eine aktive Haltung zu meiner Haarzieherei einnahm. Wir begegneten uns 1993, gerade als das Internet anfing, populär zu werden.
Da unsere Hochzeit alles andere als sicher war, versprach ich ihm alles. Das erste, was wir zusammen machten, war eine Suche im Internet, diesem „technischen Ding“, über das ich absolut nichts wußte und wo ich mir sicher war, daß ich es niemals benutzen würde.

Darin fanden wir eine unwahrscheinliche Anzahl an Informationen zum Thema. Ich schrieb mich sofort in eine Mailingliste ein, in der ich mit anderen Trichstern Emails austauschen konnte (in dieser Mailingliste bin ich noch heute).

Es ist unmöglich zu beschreiben, wie erstaunt ich war, zu erfahren, daß es eine unwahrscheinliche Anzahl von Menschen mit Trichotillomanie gab, die die gleichen Rituale wie ich hatten, die selben Unsicherheiten, sich mit den gleichen täglichen Problemen beschäftigten, die auch ich hatte, und die die gleichen Gefühle von Kraftlosigkeit und Angst hatten, wie ich auch.

Zusätzlich zu einer Einweisung ins Internet, gab mir mein Ehemann James seine volle, bedingungslose Akzeptanz. Er war die erste Person, die je in meinem Leben die Haarzieherei mit einer offenen Einstellung anging und versuchte, sie zu lösen, wie jedes andere Problem im Leben auch.

In der Vergangenheit war es so, daß die Leute mir entweder Ratschläge gaben, obwohl sie keine Ahnung hatten, oder mir blöde Fragen stellten in einer Art von völliger Bestürzung, wie „Warum hörst du nicht einfach auf?".

James machte das nicht. Er fragte mich nicht, was ich machte, er hörte mir zu und glaubte, was ich sagte. Das Wichtigste ist jedoch, daß er mich nicht als Trichster ansieht, sondern als Menschen, den er liebt. Er rasiert jede Woche meinen Kopf und sagt mir, daß ich jeden Tag sexy bin.

Jetzt bin ich 30 und der wichtigste Schritt, den ich gemacht habe, ist herauszufinden, daß die Zieherei kein Fehler ist und vor allem, daß sie nicht mein persönlicher Fehler ist.

Im Laufe der Zeit akzeptiere ich das Zupfen als einen Teil von mir, genau so wie die Farbe meiner Augen oder

meine Rasse - Dinge, die man nicht ändern kann. Was ich jedoch ändern kann, ist die Einstellung zu diesem Teil meiner selbst.
Genau wie eine Person mit Diabetes, die jeden Tag Insulin zu sich nimmt, so nehme ich mir vor, jeden Tag auf mich selbst aufzupassen, so daß ich fit bin für den täglichen Kampf. Ich übe so oft wie möglich, sorge für ausreichenden Schlaf und meide Fast-Food und Süßigkeiten.
Zusätzlich, da ich an gewisse Theorien glaube, was die Haarzieherei angeht, meine ich, daß Trich ein Hautproblem ist und keine Gehirnstörung.
Ich habe mich der Aufgabe angenommen, jedem Dermatologen im Land zu schreiben, deren Aufmerksamkeit anzuregen und sie um Unterstützung zu bitten.
Danke fürs Lesen. Ich hoffe, daß meine Geschichte, die sich nicht so sehr von anderen Geschichten unterscheidet, interessant war und weiterhilft.
Ich würde mich auch freuen, von anderen Trichstern zu hören.

Sophie aus Deutschland

Der Bericht von Sophie beginnt mit der Bitte an mich, einen Aufruf an die Eltern von Trich-Kindern zu richten.

„Bitte schreibe in deinem Buch einen Aufruf an all die Eltern mit Trich-Kindern. Sie sollen ihre Kinder nicht im Stich lassen! Nicht ihnen den Boden unter den Füßen wegziehen und sie dann in der Luft hängen lassen...
*Den einzigen Vorwurf, den ich meinen Eltern heute mache, ist, daß sie etwas zum Problem gemacht haben, das für mich erst gar kein Problem war. Und sie haben mir das Gefühl vermittelt, daß *ich* das Problem sei.*
Eltern sollten das nicht tun mit ihren Kindern. Das Kind kann nichts dafür, wenn die Eltern mit ihrem eigenen Leben nicht zurecht kommen. Eltern sollten ihre Kinder beschützen!
*Es ist *nicht* die Schuld des Kindes, wenn die Eltern überfordert sind. Es ist *nicht* die Schuld des Kindes, wenn die Eltern schlagen. Und es ist *nicht* die Schuld des Kindes, wenn es mit den Schuldgefühlen nicht klarkommt, die ihm von den Eltern eingeredet wurden.*
Eltern sollten so etwas nicht tun. Sage ihnen das bitte. Ich kann es meinen Eltern nicht sagen - konnte es nie und werde es nie können. Ich kann mit meinem Vater nach wie vor nicht sprechen, ohne meine Emotionen auszuschalten. Sonst würde ich auf ihn losgehen, auf ihn einschlagen, ihm einen Messerstich zufügen für jede Wunde, die er in meine Kinderseele geschlagen hat. Und dadurch würde ich wiederum zum Ziel für noch mehr Verletzungen durch ihn...

Ich werde wohl keine eigenen Kinder haben... zu große Angst davor, den Kreislauf nicht durchbrechen zu können. Aber jedesmal, wenn ich höre, wie ein Vater seine kleine Tochter ausbremst und sie anherrscht, sie solle sich nicht so wichtig nehmen, werde ich zur Furie. Nein, zum Eisblock.

"Du hast Eisaugen, wenn du wütend bist", sagt mein Lebenspartner und er hat recht damit. Dann werde ich wieder Tabasco, die Scharfzüngige, die andere Leute „grundlos" fertig macht.
Und glaube mir: ich fühle mich gut dabei!
Erwachsene Menschen sollten keine Kinder runtermachen. Das Kind kann nichts dafür, wenn sie mit ihrem Leben nicht klar kommen!

Sophie"

Nächstes Jahr werde ich dreißig Jahre alt. Zwei Drittel meines Lebens habe ich mit einer Krankheit verbracht, von der ich weder wußte, daß es eine ist noch, daß es anderen genau so ergeht wie mir.

Wie hat es angefangen?

Ich kann mich nicht erinnern. Eines Tages war die Krankheit plötzlich da. Vermutlich hat sich die Trich über Jahre ganz langsam in mein Leben eingeschlichen, so wie sie mich auch heute noch hinterrücks überfällt, immer dann, wenn ich mich sicher fühle und in meiner Aufmerksamkeit nachlasse.
Ich war wohl, was man ein aufgewecktes kleines Mädchen nennt, hübsch, keck, gut in der Schule, neugierig. Ich war die Anführerin. Ich war „Daddy's boy", wollte immer mit meinem Vati zusammensein.

Damals war ich erst sieben oder acht Jahre alt und wußte schon, wie man ein einfaches Radiogerät zusammenbaute und wie man Öl wechselte. Die Spiele meiner älteren Schwester fand ich zutiefst langweilig. Lieber spielte ich mit den gleichaltrigen Jungs „Räuber und Gendarm".
Barbie-Puppen waren für mich nichts anderes als Dinge, die ich mit dem Messer zerschneiden konnte, um zu erfahren, wie die Mechanismen in den Kniegelenken funktionierten.
Meinen Wecker habe ich zerlegt, um herauszufinden, wie er funktioniert. Das gleiche passierte mit dem Kugellager des Fahrrades, das ich von meiner Schwester geerbt hatte, als sie zu groß dafür wurde.
„Dieses Kind hat mutwillig alles kaputtgemacht, was ihm in die Hände kam" erzählte meine Mutter Jahre später der Psychologin. Mein Schrei „Das stimmt doch gar nicht" hörte niemand mehr, denn ich hatte lernen müssen, daß es bei Widerrede eins aufs Maul gab. Aber ich wollte doch nur wissen, wie die Dinge funktionierten.
Als ich neun Jahre alt war, kam mein kleiner Bruder zur Welt und mein Vati liebte mich nicht mehr. Niemand liebte mich mehr. Vati sagte „Siehst du nicht, daß ich arbeite - geh deiner Mutter helfen". Und Mutti mußte sich um den kleinen Bruder kümmern. Meine große Schwester spielte ihre langweiligen Spiele mit ihren langweiligen Freundinnen und ich war ganz alleine auf der Welt.
Wohl etwa zu dieser Zeit fingen meine Tics an. Ich biß mir die Fingernägel bis auf die Nagelbetten runter und riß an den Nagelhäutchen, bis sie bluteten. Damals begann ich, die Enden meiner langen Zöpfe abzukauen - ich hatte ständig eine Haarsträhne im Mund.
Meine Mutter sagt: „Als dein Bruder auf die Welt kam, warst du neidisch auf ihn und fingst an zu spinnen". Und sie hat recht: seit damals spinne ich.

Ich wurde frech, aufsässig, unverschämt. Ich schätze, ich war wirklich ein unausstehliches Kind in diesem Alter. Vermutlich war es auch zu diesem Zeitpunkt, daß ich anfing, mich zurückzuziehen.
Die Sprüche, die ich zu hören bekam, waren solche wie: „Mach dich nicht so wichtig", „Spiel dich nicht so auf", „Jetzt gib mal Ruhe, ich muß mich um den Kleinen kümmern".
Ich weiß nicht, wie oft ich diese Sätze tatsächlich gehört habe - aber sie sind mir geblieben. Sie haben sich tief in meine Seele eingefressen und sich dort breit grinsend eingerichtet. Und ich begann mich zu fragen, was ich wohl falsch gemacht habe, daß mich Vati nicht mehr bei sich haben wollte, und daß sich Mutti lieber um den Kleinen kümmerte, anstatt mir zuzuhören. Irgend etwas mußte ich falsch gemacht haben, oder?

Ich wurde immer wilder. Einige dieser Geschichten werden noch heute in der Familie erzählt, um zu illustrieren, was für ein Kind ich war. Und daß mein Vater insgeheim stolz auf mich - sein wildestes und cleverstes Kind - ist, sehe ich zwar - aber die Botschaft kann das verwundete, verunsicherte, einsame Kind in mir drin nicht mehr erreichen.
Für meine Neugierde und meinen Wagemut wurde ich bestraft. Also dachte ich, daß ich nur nett und lieb werden müßte, damit mich mein Vati wieder lieb hätte (Mütter haben einen immer lieb, oder? Das ist schließlich ihr Job. Aber wieso hat sie nicht gesehen, wie ich litt und etwas unternommen?). Aber ich konnte mir noch so große Mühe geben: Ich war nicht nett und lieb. Ich konnte es nicht sein.
Wie viele Jahre meines Lebens habe ich wohl damit verschwendet, so zu werden wie ich dachte, daß mein Vati mich haben wollte? Ich konnte es nicht und es ging immer schief.

Nichts, was ich tat, war gut genug. Niemals hieß es „Das hast du gut gemacht", sondern immer nur „Das hättest du aber noch besser gekonnt". Und ich war überzeugt: mein Vati hat recht und ich muß mir noch mehr Mühe geben. Aber ich wollte nicht.
Denn mein Kopf wußte schon damals, daß meine Leistungen (in der Schule z. B.) weit über dem Durchschnitt lagen. Nur für meinen Vati waren sie nicht gut genug und er war die einzige Person, die mir wichtig war.
Ich schätze, noch heute kämpfe ich um die Anerkennung meines Vaters - obwohl mein Kopf weiß, daß meine Leistungen weit über dem Durchschnitt liegen, kämpfe ich darum, einmal in meinem Leben aus seinem Mund zu hören „Das hast du gut gemacht". Er ist stolz auf mich, das weiß ich - mein Kopf weiß es. Ich war und bin sein Lieblingskind - trotz allem, was seither geschehen ist.
Auch meine Geschwister sind in dieser unseligen Konstellation gefangen und können sich nicht daraus befreien. Aber darüber redet man nicht - nicht in dieser Familie. Mein kleiner Bruder, das verfluchte Baby, das mir die Liebe meines Vaters gestohlen hat, hat weitaus größere Probleme als ich. Und auch darüber spricht man nicht - nicht in dieser Familie.

Heute denke ich, daß unser Vater nur wollte, daß wir es einmal besser haben als er. Daß er in Wirklichkeit die Person mit den Minderwertigkeitskomplexen ist und nicht mein Bruder oder ich. Er projizierte seine Wünsche - was er gerne hätte erreichen wollen - auf uns, auf meinen Bruder und mich. Ich hätte es gekonnt. Ich hätte die Fähigkeiten gehabt. Aber ich war nur ein Mädchen. Mein Bruder wiederum war zwar der ersehnte Sohn, der Stammhalter, der Stellvertreter - aber er war nie gut genug in der Schule.
Ich weiß heute, daß alle Anstrengungen, all das Leid und die Mühe, die ich mir gegeben habe, umsonst waren. Ich

hätte mit zehn den Nobelpreis gewinnen können und mein Vater hätte mich gefragt „Warum hast du dir nicht mehr Mühe gegeben". Denn ich war ein Mädchen. Ich war nicht sein Sohn - und das war sein Problem. Seins - nicht meines. Aber wie soll man das einem zehnjährigen Mädchen erklären?
Vermutlich habe ich diese Problematik instinktiv erfaßt. Und weil ich meinen Vati liebte und um seine Anerkennung regelrecht bettelte, wollte ich kein Mädchen mehr sein. Ich weiß nicht, wie wichtig diese Punkte für meine Trichotillomanie sind.
Ich war ein verunsichertes, kleines Mädchen, das seinen Eltern nichts recht machen konnte. Sie interessierten sich nicht für mich, sie hatten mich nicht mehr lieb, schließlich hatten sie ja jetzt den lang ersehnten Sohn erhalten. Ich war überflüssig. Ich war böse, vorlaut, frech, unordentlich und nicht normal. Ich war mutterseelenallein auf der Welt und niemand wollte mich haben. Eigentlich wollte ich tot sein, aber das ging ja nicht.

War es nur ein Zufall, daß ich zu eben jener Zeit entdeckte, daß ich Haarenden besser kauen konnte, wenn ich mir das Haar erst ausriß? Ich saß da, alleine in meinem Zimmer und riß mir ein Haar aus, wickelte es um meine Finger, so eng, daß es schmerzte und bis es mir das Blut abdrückte. Dann knabberte ich es, so wie ein Kaninchen eine Moorrübe, bis es in meinem Mund verschwunden war - und dann kam das Nächste dran.
Ich tat das einfach so. Und weil ich nicht wußte, daß das falsch war, tat ich es auch, wenn andere mich sahen. Bis zu dem Tag, an dem mein Vater mir vor allen Leuten eine Ohrfeige gab und sagte „Mit dir muß man sich ja schämen".
Mit mir muß man sich schämen. Ich bin der Schandfleck der Familie, denn mit mir muß man sich schämen. Mit mir kann man sich nicht mehr in der Öffentlichkeit

zeigen. Hör auf damit! Wie Giftpfeile haben sich diese Sätze in meiner verwundeten Kinderseele festgesetzt.
Heute denke ich, daß meine Umgebung ein Problem daraus gemacht hat. Für mich war das Haarausreißen kein Problem.

Als ich zwölf war, nahm mein Vater die Frisiermaschine und schor mir den Kopf. Er dachte, daß ich so keine Haare mehr ausreißen könnte.
Ich glaube, das war der demütigendste Augenblick meines ganzen Lebens. In diesem Alter sind andere Kinder so grausam. Der Gruppendruck ist extrem hoch und alle, die anders sind und sich nicht anpassen können, werden brutal aus der Gruppe ausgestoßen.
Ich schämte mich fast zu Tode. Ich hatte Angst zur Schule zu gehen, Angst, das Haus zu verlassen, Angst vor meinen Eltern und Angst vor mir selber. Ich wollte nur noch sterben und rannte weg.
Aber schon damals wußte ich: Da mußte ich durch. Leute fallen nicht einfach auf Wunsch tot um. Ich, ein kleines, zwölfjähriges und sehr, sehr verzweifeltes Mädchen saß auf einer Bank am Fluß und schrie meinen Kummer hinaus. Ich saß da, die Arme vor der Brust verschränkt, die Knie angezogen, zusammengekauert und schrie. Ich zitterte und schrie mein Elend in die Welt, stundenlang.
Meine Mutter fand mich dort, total erschöpft, und sie brachte mich nach Hause. „Jetzt bist du wohl vollkommen durchgeknallt" sagte mein Vater. Und „Warum tust du uns das an?" sagte meine Mutter. Ich wußte, daß ich nichts dafür konnte - ich machte es nicht absichtlich. Aber sie sagten, ich wäre schuld.
Von diesem Moment an konnte ich meinem eigenen Urteilsvermögen nicht mehr trauen. Ich wurde unsicher, trotzig, denn was ich fühlte stimmte nicht mit dem überein, was meine Eltern sagten. Und Eltern haben immer recht, stimmt's?

Sie schickten mich zur Psychotante. Ich dachte, sie wollten mich damit bestrafen. Bestrafen für die Tatsache, daß ich nicht normal war. Bestrafen dafür, daß ich ihnen „das antue", daß sie sich wegen mir schämen mußten. Keiner hat mich je gefragt, wie ich mich dabei fühle!
Ich wußte von Anfang an, daß die Psychologin mir nicht würde helfen können. Ich haßte sie. Sie fragte mich Dinge, die sie nichts angingen. Was wollte die von mir? Ich war nicht gestört, ich war doch nur verwirrt.
Aber die Tatsache, daß ich jede Woche zu ihr mußte, bewies doch, daß ich nicht normal war, daß ich gestört war. Sie machte verschiedene Tests mit mir (von Trichotillomanie hatte sie wahrscheinlich noch nie etwas gehört - das war Anfang der achtziger Jahre). Darunter war auch ein Intelligenztest - in meinen Augen wollte sie beweisen, daß ich dumm war.
Wieso hat mir die Psychologin nicht gesagt, daß ich krank war? Wieso hat sie meinen Eltern dies nicht gesagt? Wieso hat sie mir nicht gesagt, daß viele andere kleine Mädchen auch so sind?
Ich fühlte mich nicht dumm. Aber mein Vater sagte, daß ich mich wie eine geistig Behinderte aufführen würde - und ein Zeichen von geistig Behinderten ist doch, daß sie selber nicht merken, daß sie dumm sind? So dachte ich damals.
Ich wußte, daß mit mir etwas nicht stimmte. Man sagte es mir ja die ganze Zeit. Und ich wußte: Ich kann mich auf mein eigenes Urteilsvermögen, auf meine Gefühle und auf meine Instinkte nicht verlassen.

Der Intelligenz-Test zeigte eine intellektuelle Hochbegabung. Ich war nicht dumm, ganz im Gegenteil.
Jahrelang habe ich mich an dieser Tatsache festgehalten. Ich war nicht dumm, im Gegenteil. Euch Arschlöchern zeig ich's, habe ich mir gesagt. Die Therapeutin hat die Therapie nach etwa einem Jahr abgebrochen,

weil sie mit mir nicht mehr zurecht kam. Ich nahm die Schuld auf mich.
Ich war ein böses Kind, das hatte ich gelernt. Also verhielt ich mich entsprechend, schließlich kam es nicht mehr darauf an. Ich log sie an, log, daß sich die Balken bogen. Ich log auch meine Eltern an, meine Klassenkameraden. Ich erfand Geschichten.
Da ich gelernt hatte, daß ich nicht wichtig bin, machte ich aus mir die Person, die ich sein wollte. Ich weiß bis heute nicht, wer *ich* eigentlich bin - ich bin die Person, die ich mir zurechtgebastelt habe, die Person, die ich sein wollte.

Als ich etwa sechzehn Jahre alt war, ließ ich mir nichts mehr bieten. Von niemandem mehr. Ich wurde unkontrollierbar. Ich schätze, von da an habe ich meinen Eltern wirkliche Sorgen bereitet - solche Sorgen, wie sie andere Kindern ihren Eltern auch bereiten. Ganz normal.
Ich ließ mir nichts mehr sagen. Wenn mein Vater mich kritisierte, sagte ich nur „Du bist blöder als ich". Wie viele Ohrfeigen mag ich zu jener Zeit erhalten haben? Ich weiß es nicht mehr, aber es werden viele gewesen sein. Immer öfter mußte sich meine Mutter zwischen meinen Vater und mich stellen, wenn wir aufeinander losgingen. Ich nahm die Schuld auf mich, wenn sie eine einfing, die für mich bestimmt war. Schließlich hatte ich es provoziert, stimmt's?
Ich wurde knallhart, arrogant, überlegen. Drängte das kleine, verunsicherte Mädchen immer weiter zurück - bis ich selbst davon überzeugt war, daß es verschwunden sei. Wieso aber riß ich mir die Haare aus, wenn ich alleine war?
Ich selbst, so wie ich eigentlich war, war nichts wert. Nicht wichtig. Deshalb erfand ich mir meine eigene Persönlichkeit. Ich war immer überlegen, ich weinte mich nie bei einer Freundin aus. Ich hatte das nicht nötig,

schließlich war ich die Starke, die Unbesiegbare, die Frau, die sich nicht um andere schert. Ich gab mich selbstbewußt. Ich erfand Geschichten. Die Person, die ich erfand, die ich sein wollte, war beliebt - beliebter als ich selbst es je hätte sein können, stimmt's?
Manchmal dachte ich, ich würde verrückt. Und manchmal wünschte ich mir, ich würde verrückt - meiner geistigen Gesundheit zuliebe. Es wäre soviel einfacher gewesen. Nach außen war ich die Große, Starke, Unbesiegbare. Knallhart und emotionslos. Ich nahm keine Rücksicht, auf niemanden - noch nicht einmal auf mich selbst. Das am allerwenigsten.

In dieser Zeit erhielt ich meinen Spitznamen, der mir bis heute geblieben ist: „Tabasco", die mit der scharfen Zunge. Wenn mich jemand verletzte, machte ich ihn fertig. Ich tat mit den anderen das, wovon ich die größte Angst hatte: Wunden aufdecken, Messer rein und umdrehen.
Selbst aber errichtete ich mir eine Schutzmauer. Niemand kam an mich heran. Hatte ich nicht schon als kleines, verängstigtes Mädchen gelernt, daß ich mich auf niemanden verlassen kann? Hatte ich nicht gelernt, daß ich alleine zurechtkommen mußte?
Gleichzeitig hatte ich aber Schuldgefühle. Ich schämte mich für meine Lügen, ich schämte mich dafür, daß ich andere fertigmachte und ich schämte mich dafür, was ich tatsächlich war (es wurde mir ja oft genug gesagt): Der Schandfleck der Familie. Wenn ich alleine war, war ich nicht mehr die Person, die ich sein wollte. Und auch diese war mir nicht besonders sympathisch. Ich wußte weder aus noch ein und riß mir die Haare aus...
Ich sprach mit niemandem - denn da war niemand, mit dem ich hätte sprechen können. Nur die Katze erfuhr von meinem Leid. Und mein Tagebuch. In meinem Tagebuch steht nichts von Haaren - kein einziges Wort. So sehr schämte ich mich für mich selbst.

Ich sehnte mich so sehr nach einer Person, die mich liebte. Alle anderen Mädchen hatten einen Freund - aber ich war ja kein richtiges Mädchen (auch das hatte ich als Kind schon gelernt). Mädchen sind doof, sie tun langweilige Dinge und sprechen nur über Jungs. Ich sehnte mich danach, dazuzugehören. Aber es konnte nicht sein. Wo immer ich war, mit welchen Leuten ich auch zusammen war - nie gehörte ich dazu. Denn sie kannten mich ja nicht, sie kannten nur das Bild von mir, das ich ihnen zeigte. Sie mochten nicht mich, sondern mein Bild. So steckte ich also in einem Dilemma, in dem ich auch heute noch stecke: ich kann mir nicht sicher sein, ob die Leute mich mögen oder mein Abbild. Zu jener Zeit argumentierte ich wohl folgendermaßen: Da ich mich selber nicht mag, wie ich wirklich bin, wie kann mich denn sonst jemand mögen?
Wie oft hätte ich schreien mögen „Das bin gar nicht ich, die ihr hier bewundert!"? Aber ich durfte ihnen nichts sagen, denn sonst hätten sie mich ja nicht mehr bewundert, stimmt's?

Immer mehr drängte ich das fragende, verwirrte und verängstigte kleine Mädchen in meiner Seele zurück. Wenn es sich zu Wort melden wollte, stellte ich es einfach ab. Schlußendlich so effizient, daß ich dachte, überhaupt nichts mehr fühlen zu können - weder Freude noch Haß noch Trauer noch Mitleid.
Aber wenn ich alleine war, riß ich mir die Haare aus.

Als ich 19 Jahre alt war, machte ich die Matura und ging ins Ausland. Ich war mir absolut sicher zu diesem Zeitpunkt, daß ich weg mußte, wenn ich meine Seele noch retten wollte - und es war die richtige Entscheidung.
Ich kam an einen Ort, an dem mich niemand kannte. Ich war endlich alleine mit mir selbst, hatte Zeit um nachzudenken. In dieser Zeit schrieb ich sehr viel und kotzte

mein Elend regelrecht aufs Papier. Aber über Haare steht auch dort nichts. Dort stehen Worte wie „Sehnsucht", „Liebe", „Freiheit".
Dort begann mein Heilungsprozeß. Niemand dort kannte mich und niemand wußte, daß ich nicht normal war. Ich sagte es auch keinem - denn wer würde schon mit einer Irren zusammenleben wollen oder sie gar respektieren?
Ich habe nie mehr mit jemandem darüber gesprochen, daß ich mir die Haare ausriß. Fürchtete ich mich vor noch mehr Demütigungen? Oder fürchtete ich mich, daß ich nicht mehr bewundert, als Vorbild angesehen würde? Oder hatte ich Angst vor Mitleid? Ich schätze, Mitleid wäre das schlimmste, was man mir antun könnte. Schließlich bin ich nicht krank oder so etwas.
Einmal - da war ich ungefähr 20 und wieder zurück aus dem Ausland - ging ich zu einer Therapeutin. Aber auch sie stellte mir Fragen, Fragen die ich nicht beantworten konnte und wollte. Ich hätte meine Schutzmauer einreißen müssen und dann hätte das kleine, verwirrte und verängstigte Mädchen in mir drin aus seinem Versteck herauskommen können...
Nein. Aus purem, reinem Selbstschutz konnte, wollte ich mich nicht mit mir selber beschäftigen - ich hatte Angst davor, tatsächlich verrückt zu werden.
Noch heute, weitere zehn Jahre später, mag ich es nicht, wenn man mir Fragen stellt. Persönliche Fragen. Ich beantworte keine persönlichen Fragen - noch nicht einmal mir selbst. Ich habe Angst davor, verletzlich zu sein und verletzt zu werden. Allzuviele Wunden kann meine Seele nicht mehr verschmerzen und dann werde ich verrückt.

Kurz nachdem ich aus dem Ausland zurückkam, lernte ich meinen Lebenspartner kennen. Er hat mich geheilt, er hat das kleine Mädchen in mir drin geheilt. Er war die beste Medizin für meine Seele, die man sich vorstellen kann. Er nahm mich an, ich war begehrenswert, schön,

intelligent - und er liebte mich. Einfach so. Ohne daß ich mich seinen Wünschen anpassen mußte oder jemanden darstellen, der ich gar nicht war. Ich fühlte mich besser als je zuvor und auch besser, als ich mich je wieder fühlen sollte.
Es war überhaupt nicht nötig, ihm etwas von meinen Haaren zu erzählen, oder etwas darüber, daß ich nicht normal bin. Die Krankheit war weg. Ohne es zu wissen, hat er in den letzten neun Jahren mein Selbstbild gestützt, mein Selbstbewußtsein (diesmal echt), aufgebaut. Ich vertraue ihm - fast. Denn wenn er mich verletzen würde, würde mein mühsam erkämpftes und aufgebautes Selbstbewußtsein wie ein Kartenhaus in sich zusammenstürzen und ich glaube nicht, daß ich es noch einmal schaffen würde, mich selbst an den Haaren aus dem Sumpf zu ziehen (Vielleicht ist es das, was ich all die Jahre versucht habe?).
Nachdem ich ihn kennen lernte, folgten die besten zwei Jahre meines Lebens. Wir liebten uns und stritten uns, wie zwei ganz normale junge Leute. Ich war „ganz normale Leute"! Wir zogen in eine andere Stadt und ich begann die Uni. Ich lernte jede Menge neuer Leute kennen und sie mich. Ich war. Einfach so. Ich lebte. Die quälenden Gedanken waren weg.
Und dann kamen die ersten Zwischenprüfungen. Ich flog dabei voll auf die Schnauze und fing wieder an, an mir selbst zu zweifeln. Ich war selbst schuld, hatte mir zu wenig Mühe gegeben, hätte mehr tun müssen, war zu faul gewesen... Und irgendwann, klammheimlich, war das kleine, verängstigte und verwirrte Mädchen wieder da und riß sich aus Verzweiflung die Haare aus.
Ich konnte meinem Partner nichts davon sagen - hatte zu große Angst davor, daß er mich nicht mehr respektieren würde oder gar bemitleiden. Und ich brauchte seinen Respekt. Über Jahre hinweg hielt ich mich an sei-

nem Respekt fest. Dank ihm bin ich nicht verrückt geworden!
Ich konnte mich ihm nicht anvertrauen. Was, wenn er genau so reagiert hätte wie mein Vater? Was, wenn er mich ausgelacht hätte? Was, wenn er mich bemitleidet hätte? Er respektierte mich dafür, daß ich für jedes Problem eine Lösung fand. Er respektierte mich wegen meines Tatendrangs, weil ich immer nach vorne strebte, nie zurückschaute. Er respektierte mich für all das, was ich war, was ich bin, was ich wäre.
Das alles bin ich, und das alles wäre ich, auch ohne die Trich. Aber ich hatte Angst davor, daß er mich nur noch auf die Trich reduzieren würde, wenn ich ihm etwas davon erzählen würde. Deshalb sagte ich nichts. Fast zehn Jahre lang verheimlichte ich ihm diesen wichtigen Teil meiner Biographie und sieben Jahre lang log ich ihn an, betrog ich ihn mit mir selber.

Ich selber empfand die Trich nur als kleinen Teil meiner selbst - und es ist nicht das Wichtigste. Aber durch meine Umgebung habe ich gelernt, daß alles andere, das mich ausmacht, all die Dinge die überhaupt meine Persönlichkeit, meine Identität ausmachen, nebensächlich sind im Vergleich zu meiner Krankheit. Und ich wollte nicht, daß das noch einmal geschieht. Nicht mit ihm, nicht durch ihn.
Ich fürchtete mich nicht so sehr davor, von ihm verletzt zu werden. Aber ich hatte Angst, daß unsere Beziehung an der Trich scheitern könnte, Angst davor, daß auch er mich ausschließlich auf die Trich reduzieren würde und mich nicht mehr als die Person anschauen würde, die ich wirklich bin.
Meine Haare waren über die Jahre nachgewachsen: Schulterlang, blond und gelockt waren sie. Wunderschöne Haare. Aber nun wurde die Frisur unregelmäßig. Erst band ich die Haare immer hoch, um meinen Makel zu

verstecken, später mußte ich sie kürzer schneiden. Aber man konnte sehen, daß sie immer dünner wurden.
Also erfand ich die Geschichte mit der Pillenunverträglichkeit. Ich log auch meinen Partner an und er sagte „Wenn das so ist, dann setzen wir die Pille ab und verhüten anders". Ich fühlte mich schlecht in meiner Haut und hatte ihm gegenüber ein schlechtes Gewissen.
Um mich abzulenken stürzte ich mich in die Politik - aber es wurde nicht besser, im Gegenteil. Neben dem normalen Streß und den Sorgen, die normale junge Leute halt so haben, hatte ich noch meine eigenen Sorgen. Sorgen, die ich niemandem mitteilen konnte, die mich innerlich fast auffraßen.
Manchmal konnte ich an nichts anderes mehr denken. Dann wollte ich nur noch schlafen. Ich vernachlässigte mich selbst (Darauf kam es nun auch nicht mehr an, stimmt's?), mein Studium, meine Freundinnen und Freunde. Und ich vernachlässigte auch meine Beziehung, so sehr war ich mit mir selbst beschäftigt.
Mein Partner hat immer zu mir gestanden, er blieb bei mir, hielt meine Stimmungsschwankungen aus, half mir und unterstützte mich. Manchmal stritten wir uns ganz fürchterlich und ich sagte ihm Dinge, die ich doch eigentlich gar nicht sagen wollte.
Dann fühlte ich mich noch schlechter. Aber er blieb bei mir, hielt mich fest, wenn ich zitterte und weinte und ihm doch nicht sagte, wieso und machte mir einen Beruhigungstee.
Tagelang konnte ich nichts mehr fühlen. Weder Liebe, noch Freude. Ich konnte mich für nichts mehr begeistern, ich, die ich als Kind so interessiert und neugierig war. Mir war alles egal.
Wäre ich zu einem Arzt gegangen, hätte dieser vermutlich schwere Depressionen diagnostiziert und mich eingewiesen. Deshalb ging ich nicht zum Arzt - ich dachte,

ich müßte es alleine schaffen. Und ich hab's ja auch geschafft, sonst wäre ich jetzt nicht mehr da...

Mehr schlecht als recht brachte ich die Uni hinter mich. Ich machte meinen Abschluß und fing an zu arbeiten. Die neue Umgebung, die neuen Leute haben dazu geführt, daß es mir wieder besser ging. Jedes Mal, wenn ich Probleme hatte auf der Arbeit oder einfach nur Streß, wenn die Dinge nicht so funktionierten, wie ich das wollte, bewegte sich meine Hand zum Kopf und riß ein Haar aus.

Und jedesmal, wenn ich die Arbeitsstelle wechselte, ging es mir gleich wieder besser. Ich lief davon - vor mir selber und vor meinem Leben. Vielleicht lief ich auch vor dem kleinen Mädchen davon, daß ganz verängstigt weinend in meiner Seele saß und mit dem ich nichts mehr zu tun haben wollte.

Nachdem ich meine letzte Arbeitsstelle hingeschmissen hatte, gingen wir gemeinsam auf eine große Reise. Ich hatte viel Zeit, um mich mit mir selber zu beschäftigen.

Wir besuchten Orte mit starker Naturmagie und ich lernte, einfach nur still dazuliegen, die Natur auf mich wirken zu lassen und dem kleinen Mädchen zuzuhören. Ich lernte, ihm beschwichtigende Dinge ins Ohr zu flüstern und ich erzählte ihm, daß es nicht seine Schuld sei. Manchmal konnte ich es davon überzeugen, manchmal aber auch nicht.

Ich glaube, zu diesem Zeitpunkt stellte ich fest, daß ich mich - das Kind in mir - heilen konnte. Diese unendliche, alles überwältigende Trauer um das verwirrte kleine Mädchen weicht langsam aber sicher dem Gefühl, daß auch dies ein Teil von mir ist, ein wichtiger Teil. Und langsam - ganz langsam - bringe ich dem Kind in mir bei, daß es nichts dafür kann. Daß es mitsamt seiner Angst, seiner Verwirrung und seinem Trotz, ein liebenswertes

Geschöpf ist, ein Mensch mit dem Recht auf ein Leben - auf sein, mein Leben.

Noch gibt es Nächte, in denen das kleine Mädchen die Überhand gewinnt und hemmungslos weint. Nächte, in denen die Traurigkeit mich fast überwältigt. Und Nächte, in denen ich aus lauter Furcht, verrückt zu werden, dasitze, die Katze naß weine und ihr mein Leid klage.
Aber diese Nächte werden weniger. Der Schmerz ist leiser geworden, einer sanften Traurigkeit gewichen. Ich kann wieder fühlen - und ich empfinde Mitleid mit dem kleinen Mädchen, das ich einmal war und mit der erwachsenen Frau, die ich heute bin. Ich fühle mich deswegen auch nicht mehr schuldig. Nur manchmal so unendlich traurig. Ich bin auch nicht mehr wütend auf meine Eltern - nur so unendlich traurig.
Das kleine, verängstigte Mädchen ist ein Teil von mir. Ich brauche es nicht mehr zu bekämpfen, so wie ich es jahrelang getan habe. Eines Tages, früher oder später, werde ich es geheilt haben. Eigentlich ist es nicht wichtig, wann das passieren wird... Der Heilungsprozeß hat eingesetzt und er wird so lange dauern, wie er dauern muß. So lange kann ich noch warten.
Mein Geschäft floriert - ich mache gerne, was ich mache und ich mache es gut. Meistens fühle ich mich sehr wohl in meiner Haut, bin ausgeglichen, mit mir selbst im Reinen. Und manchmal fürchte ich mich vor der Zukunft und reiße mir die Haare aus. Aber eigentlich ist das doch gar nicht so wichtig, stimmt's?

Vor einigen Wochen habe ich ganz zufällig entdeckt, daß meine „Störung" einen Namen hat und daß es eine Krankheit ist. Ich habe auf dem Internet nachgeforscht und bin überwältigt. Kurz nachdem ich die deutschen

Seiten über Trich gefunden hatte, schrieb ich folgende Email:

„Danke, daß Ihr diese Seiten eingerichtet habt! Bis jetzt hatte ich tatsächlich das Gefühl, alleine auf der Welt zu sein... Wie viele sind wir? Die Amis schätzen zwei bis vier Personen von 100! Das ist Wahnsinn. Schon möchte ich glauben, normal zu sein...
Wir - wir - wir - ... fühlt sich gut an!
Streß, Leistungsdruck, der Druck von innen. Am schlimmsten ist wohl der Druck von innen. Was wir von uns selbst fordern, erwarten und doch wissen, daß wir es nicht erreichen werden, nicht erreichen können - es ist zum Haareraufen! Ich zucke jedesmal zusammen, wenn ich diese Redensart höre!
Trichotillomanie - ein häßliches Wort. Aber auch beruhigend. Es ist also eine Krankheit. Ich bin nicht verrückt, sondern krank.
Krankheiten können behandelt werden.
Soll ich nun glücklich sein, daß ich euch gefunden habe? Oder doch lieber wütend auf die Eltern, Ärzte, Psychologen, die alle nur gesagt haben „Hör doch einfach auf damit"? Oder traurig über die vielen verlorenen Jahre? Ich bin alles auf einmal und weine schon wieder...
*Ich *will* das nicht haben. Ich *bin* nicht krank. Ich bin absolut normal, eine junge, erfolgreiche Frau! Das bin nicht ich, die sich Haare ausreißt (schon, dies zu schreiben, zerreißt mich fast). Das ist jemand anderes. Wieso sollte *ich* so etwas tun? Ich bin intelligent, stark, jung, gut aussehend. Ich habe das nicht nötig.*

Eines Tages werde ich mich damit befassen müssen. Mit mir selber. Mit dieser Person in mir drin, die sich die Haare ausreißt. Eure Seiten reißen Wunden auf. Aber vielleicht müssen diese aufgerissen werden, um richtig heilen zu können? Wenn sie oberflächlich verschlossen

bleiben, breitet sich der Eiter aus, bis soviel Druck entstanden ist, daß er unkontrolliert durch die Oberfläche bricht. Dann sitze ich da, alleine mit mir, alleine auf der Welt, und denke „Was tu ich da" und „Warum tu ich das" und „Warum höre ich nicht einfach auf damit". Und ich kann mit niemandem sprechen - denn niemand würde es verstehen.
Niemand weiß es, nur meine Eltern. Ich bringe sie um, wenn sie meinem Mann etwas sagen. Meine Mutter sagt, ich müsse es ihm sagen.
Ich hab's ihm gesagt. Aber nur halb. „Eine allergische Reaktion auf Streßhormone, da gehen mir die Haare aus - da kann man nichts machen". Lach! Er hat's geschluckt und lieb wie er ist, versucht er, Streß von mir fernzuhalten. Hält meine Depressionen aus und meine Stimmungsschwankungen.
Läßt sich anschreien. Es sind halt die Hormone - da kann man nichts machen. Ich liebe ihn so sehr. Aber ich kann's ihm nicht sagen, sonst verliert er den Respekt vor mir, wie ich den Respekt vor mir verloren habe.

Ich bin intelligent, jung, gut aussehend und erfolgreich und bekannt. Keine dreißig Jahre alt und führe ein aufstrebendes Unternehmen, das mir gehört. Bin politisch aktiv. Knallhart, emotionslos. Eiskalt oder mütterlich wärmend, je nachdem. Lasse mich durch nichts aus der Ruhe bringen.
Aber ich bin auch die Frau mit den vielen Hüten. Ich bin die Frau, die akzeptiert, daß das Gerücht, ich hätte Krebs und eine Chemotherapie, nicht unterbindet, weil SIE die Wahrheit nicht erfahren dürfen. „Sag ihnen doch die Sache mit deiner Allergie" meint mein Mann. Das wird ihnen die Schandmäuler schon stopfen.
Wie gerne würde ich ihm sagen „Eine solche Scheißallergie gibt es nicht und die wissen das auch!", aber ich

kann nicht. Er vertraut mir und ich hintergehe ihn. Betrüge ihn mit mir selbst.
Wieso lüge ich ihn an? Ich liebe ihn doch so sehr. Aber er kennt mich nur als die starke Frau, die alles, aber auch wirklich alles unter Kontrolle hat. „Es" frißt mich auf, tötet meine Seele.
Aber es wird sie nicht kriegen. Nicht, wenn ich es verhindern kann. Ich kann mich selbst heilen - bis zu einem gewissen Grad. Meine wunde Seele streicheln. Mich wieder aufbauen. Im Garten liegen und Energie durch meine müden Knochen strömen lassen. Und dann geht's wieder - ein paar Tage, Wochen, Monate. Dann kriecht der Eiter wieder aus der Wunde.
Eines Tages werde ich die ganze Geschichte aufschreiben. Ich mag mich jetzt nicht damit befassen. Nicht mit mir, nicht mit der Trich. Aber ich werde mich eines Tages damit befassen. Nur nicht heute. Ich werde müssen, denn da draußen gibt es andere junge Mädchen, die denken sie seien verrückt und alleine auf der Welt. Die verzweifelt versuchen, die Kontrolle zu gewinnen. Und es gibt andere Eltern, die ihre Tochter in ihrer Hilflosigkeit demütigen - weil sie selber hilflos sind.
Ich werde alles aufschreiben. Versprochen. Aber bitte respektiert meinen Wunsch nach Anonymität. Es ist so schon schwer genug.

Tabasco

*****

Ich habe mich ein paar Tage zurückgezogen um nachzudenken. Und ich bin zum Schluß gekommen, daß ich so nicht mehr leben möchte. Kein Theater mehr, keine Show mehr. Öffentlich werden. Ich habe an das kleine, verängstigte und verunsicherte Mädchen gedacht, das ich mal war. Das kleine Mädchen, das nicht wußte, was

mit ihm geschah und dem von den eigenen, der Situation ebenso hilflos gegenüberstehenden Eltern, der Boden unter den Füßen weggezogen wurde. Dem aus Unwissenheit heraus Schmerz zugefügt wurde und dessen Seele so viele Jahre braucht, um heilen zu können.
Deshalb habe ich diesen Bericht geschrieben.
Ich fühle mich momentan außerstande, mehr zu tun. Ich kann mich nicht mit den Problemen anderer Leute beschäftigen - erst muß ich mein eigenes Leben in den Griff kriegen.
Ich habe mit meinem Partner gesprochen. Ich habe ihm erzählt, daß ich mir selber die Haare ausreiße, und daß ich ihn jahrelang angelogen habe. Wißt ihr, was er gesagt hat? „Ich dachte schon, es wäre etwas schlimmes, was du mir sagen wolltest".
Ich mußte lachen. Selten hat mich etwas so befreit wie dieses Lachen.
Dann habe ich ihm erzählt von dem kleinen Mädchen - in etwa wie in diesem Bericht - und wir haben gemeinsam geweint. Er hat mich in den Schlaf gewiegt.
Und gestern haben wir gestritten. Er begegnet mir wie immer. Er bemitleidet mich nicht, er behandelt mich nicht wie ein rohes Ei und er verachtet mich nicht.

Wenn ich auf meinen Verstand gehört hätte und nicht auf meine Ängste, hätte ich mir viele Jahre von Selbstvorwürfen, Selbstbeschuldigungen und destruktivem Verhalten sparen können. Aber auch das werde ich noch lernen.

13.07.00
Sophie

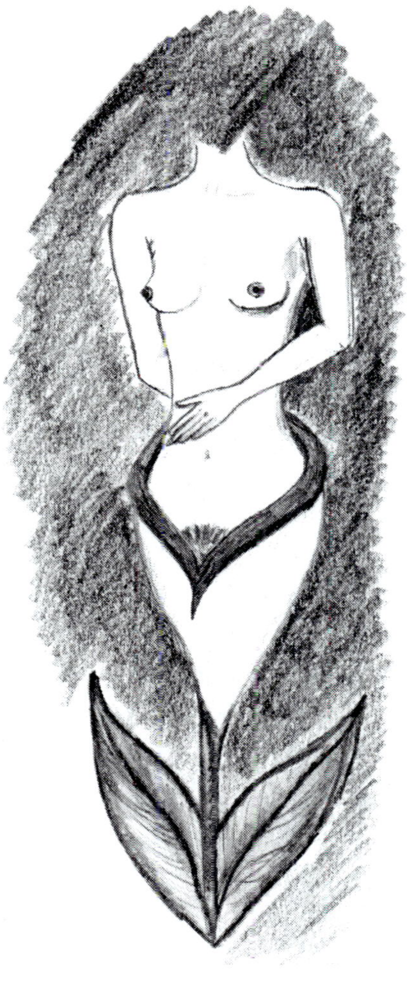

Der „Blick und das Gefühl" für die Umwelt wird verdeckt, nur das hypersensible Gefühl für den eigenen Körper beherrscht die Person.

Uschi Broichhagen, 2001

Susan aus England

Mein Problem fing an, als ich zwölf war. Damals hatte ich langes, lockiges Haar. Jeder sagte zu meiner Mutter, was für schönes Haar ich doch hätte.
Zu dieser Zeit war es modern eine Dauerwelle zu haben, und so nervte ich meine Mutter, um auch eine zu bekommen. Sie weigerte sich zunächst. Ihrer Meinung nach würde ich keine benötigen, da mein Haar lockig genug sei. Ich gab jedoch nicht nach, bis sie es erlaubte.
Ich ging zum Friseur und bekam eine Dauerwelle. Die Haare wurden dabei nicht abgeschnitten, da ich die Länge beibehalten wollte.

Nach einigen Wochen bemerkte ich Spliß an den Haarspitzen, während ich mich kämmte. Ich hielt die Haare zunächst nur zwischen meinen Fingern und schlitzte sie auf.
Erst jetzt bemerkte ich, wie dünn mein Haar geworden war. Wenn ich es nicht mit meinen Fingernägeln aufschlitzen konnte, dann begann ich mir die Haare auszuziehen, um so an den Spliß zu kommen.
Einmal riß ich die Wurzel des Haares mit aus und das war es! Es war so wundervoll, diese Wurzeln in meiner Hand zu halten. Manche waren breit, manche schmal, als wenn sie nicht ganz vollständig wären.
Zuerst gab es eine kleine kahle Stelle oben auf meinem Kopf. Die Kinder in der Schule waren die ersten, die sie bemerkten. Danach dauerte es nicht lange und das ganze Haar war weg. Über mehrere Monate hatte ich kein einziges Haar mehr auf dem Kopf.

Meine Eltern brachten mich zu verschiedenen Ärzten. Wenn ich denen jedoch erklärte, daß ich es mir selbst ausziehe, glaubte mir niemand.
In der Schule war es fürchterlich. Es gab keinen einzigen Tag, an dem ich nicht aufgezogen wurde, und die Leute sich über mich lustig machten.
Die Jungen waren die schlimmsten. Im Bus auf der Fahrt zur Schule fingen sie an, während der Pausen, während des Essens, im Bus von der Schule nach Hause, es ging immer weiter. Die einzige Zeit, in der ich in Ruhe gelassen wurde, war während des Unterrichts.
Jeden Abend kam ich in Tränen aufgelöst nach Hause. Meine Mutter begann zu weinen. Mein Vater wurde wütend auf mich, weil meine Mutter weinte. So kam ich nach Hause und ging direkt in mein Zimmer - ohne ein Wort zu sagen.

Ich hielt den Spott meiner Mitschüler aus, bis ich in die dritte Klasse der High School kam. Dann konnte ich nicht mehr. Ich begann mich zu wehren. Jeder, der mir irgendein Schimpfwort hinterher schrie, bekam einen Schlag ins Gesicht.
Das war das schlimmste, was ich tun konnte. Sie ärgerten mich noch mehr, weil sie glaubten, es sähe lustig aus, wenn ich hinter ihnen her renne.
Einmal kam ich in den Bus, mit dem ich nach Hause fahren wollte und alle riefen „Glatzkopf, Glatzkopf". Ich saß während der ganzen Fahrt, über drei Meilen, da und hörte es mir an. Als der Bus hielt, stieg ich aus, ging nach Hause, lächelte meine Mutter an und verschwand in meinem Zimmer. Ich wollte nur noch sterben.

Als ich 14 war, beschlossen meine Eltern, daß ich zu einem Psychiater gehen sollte. Ich ging auch eine Zeitlang hin, aber die Ärztin sagte nichts, was mich irgendwie hätte stoppen können.

Sie entschieden, daß es das Beste für mich wäre, eine Perücke zu tragen. Ich hatte sie nur ein einziges Mal auf. Ein Junge, der mich immer ganz besonders ärgerte, entdeckte mich zusammen mit meinen Freunden in der Stadt und zog mir mitten im Einkaufszentrum die Perücke vom Kopf. Er rannte dann mit ihr herum, rief laut durch die Gegend und zeigte auf mich, damit mich auch alle sehen, die mich sehen wollten.

Es gab viele Zwischenfälle dieser Art im Laufe der Jahre. Ich fürchtete jeden Tag der kam, da ich nicht wußte, was oder wer etwas mit mir machen würde.
Du wirst glauben, daß alleine hielte mich davon ab, weiter zu zupfen, aber im Gegenteil, all das machte es noch schlimmer.
Im Laufe der Zeit kam ich in die vierte Klasse der High School. Ich konnte nicht mehr. Die meiste Zeit schwänzte ich. Das war einfacher. Ich hielt es so, bis ich meine Prüfungen machte und die Schule verließ.

Danach begann ich eine Ausbildung bei der Regierung, wo ich eingestellt wurde und heute noch arbeite. Ich hatte sehr wenig Haare auf dem Kopf, aber niemand erwähnte es oder gab irgendeinen Kommentar dazu ab. Es war der Himmel auf Erden!
Die Jahre vergingen, mein Haar wuchs immer mehr und ich zog immer weniger. Ich traf jemanden, dem ich alles über meine Vergangenheit erzählte. Er war sehr sympathisch und unterstützte mich sehr. Zu diesem Zeitpunkt hörte ich ganz damit auf.
Mein Haar wuchs komplett nach und ich heiratete. Die Ehe ging nicht gut, so daß ich mich zwei Jahre später scheiden ließ. Ich traf dann jemand anderen und zu diesem Zeitpunkt hatte ich immer noch alle Haare.
Danach wurde ich schwanger mit meinem ersten Kind und es gingen einige Dinge schief in der Schwanger-

schaft und mit der Beziehung zu meinem Partner. Eines Nachts begann ich wieder zu ziehen.
Das Baby wurde geboren und ich zog weiter an den Haaren. Zehn Jahre bin ich mit meinem Freund zusammen und wir haben noch ein weiteres Kind bekommen. Es war sehr schwierig für meinen Partner, mein Problem zu verstehen. Schließlich hatte ich alle Haare, als wir uns kennenlernten und innerhalb eines Jahres nur noch sehr wenige.
Mein Freund hat mich mich nie schlecht fühlen lassen oder Kommentare abgegeben darüber, wie schlecht mein Haar manchmal aussieht. Ich weiß jedoch, daß er es nicht versteht, warum ich das nicht einfach stoppen kann.

Momentan sieht mein Haar gar nicht so schlecht aus. Ich scheine meine Grenzen erkannt zu haben. Oben auf dem Kopf und an den Seiten habe ich jedoch kahle Stellen.
Im Laufe der Jahre bin ich jedoch sehr geschickt darin geworden, sie zu verstecken. Außerdem arbeitet mein Freund, der Friseur ist, wahre Wunder an mir.
In den letzten zwölf Monaten habe ich an Panikattacken und Angstzuständen gelitten und bekam Anti-Depressiva. Der Arzt, bei dem ich war, war nur als Vertretung da. Er sagte mir etwas, was mir nie jemand zuvor gesagt hat, daß ich ein Problem habe.
Der Doktor hat mich zu einem klinischen Psychologen überwiesen. Der Therapeut erklärte mir, daß er mit mir arbeiten will, um mir bei meinen Problemen zu helfen und sie zu einem Ende zu bringen.
Diesem Arzt bin ich besonders dankbar. Kein anderer hat je erkannt, daß diese Haarzieherei ein Problem ist und etwas, daß man nicht kontrollieren kann.

Ich blicke nun sehr optimistisch in die Zukunft. Dabei denke ich, daß die härteste Arbeit aus einem selbst kommen muß. Ich habe mich auf die Zeiten konzentriert, in denen ich an meinen Haaren ziehe. Dabei habe ich erkannt, daß es dann passiert, wenn ich unkonzentriert bin oder mich ängstlich fühle.

Die Wahrheit ist, daß ich es gerne mache, weil ich mich entspanne und wohl fühle dabei.

Du mußt es versuchen und mit dir selbst ins Reine kommen. Es ist wichtig, daß du dich aus deinem eigenen Inneren heraus wagst. Das ist nicht einfach zu bewerkstelligen, wenn das Leben ständig über dir zusammenzubrechen scheint.
Wir alle müssen unser Bestes versuchen.

Trichotillomanie und Therapie

In der Literatur zum Thema wird sehr häufig über Verhaltenstherapie als erfolgversprechende Möglichkeit berichtet, Trichotillomanie zu behandeln. Verhaltenstherapie deshalb, weil diese Behandlungsform neben der medikamentösen Therapie mit Serotonin-Wiederaufnahme-Hemmern in wissenschaftlichen Veröffentlichungen bisher am besten dokumentiert und überprüft wurde.
Daher geht es in diesem Kapitel darum, welche Therapiemöglichkeiten es gibt, was die Krankenkassen finanzieren und wie man einen geeigneten Therapeuten findet.

Nach einer Änderung des sogenannten Psychotherapeutengesetzes zum 01.01.99, kann sich der Patient sofort an einen zugelassenen Psychologischen Psychotherapeuten oder an einen Kinder- oder Jugendlichenpsychotherapeuten seiner Wahl wenden.
Bei der Suche nach einem solchen Therapeuten können Sie bei den Krankenkassen nachfragen, sich an die „Gesellschaft für Zwangserkrankungen" in Osnabrück wenden oder selbst das Branchenfernsprechbuch zur Hand nehmen.
Egal, welche Möglichkeit Sie wählen. Fragen Sie grundsätzlich nach, ob der Therapeut Erfahrung in der Behandlung von Trichotillomanie und/oder Zwangserkrankungen hat. So haben Sie die Gewähr, bei einem erfahrenen Psychologen oder Arzt die Behandlung zu beginnen.
Bitte überlegen Sie sich im Vorfeld, welche Behandlungsmethode Sie für sich persönlich in Betracht ziehen und wählen Sie danach das Tätigkeitsfeld des Psychologen aus.

Es gibt nur zwei Therapieformen, die von den Krankenkassen anerkannt sind und deren Kosten entsprechend getragen werden. Dabei handelt es sich um die Psychoanalyse beziehungsweise die tiefenpsychologisch fundierte Psychotherapie sowie die Verhaltenstherapie.
Grundsätzlich stehen Ihnen vor Antragstellung bei einer Verhaltenstherapie fünf Probesitzungen zu, bei einer analytischen sogar acht. In denen soll geklärt werden, inwiefern Sie selbst, aber auch der Therapeut, die Möglichkeit sieht, eine erfolgversprechende Behandlung durchzuführen. Außerdem haben Sie die Gelegenheit, den Psychologen kennenzulernen und für sich selbst zu entscheiden, ob Sie mit dessen Person, aber auch seiner Methode zurechtkommen.
Im Folgenden möchte ich Ihnen eine kurze Zusammenfassung von den hauptsächlichen Inhalten dieser beiden Therapieformen bieten. Sie ist dazu gedacht, Ihnen einen ersten Einblick zu gewähren und Anhaltspunkte zu geben, sich mit der einen oder anderen näher zu beschäftigen.

Bei der Psychoanalyse handelt es sich um eine eher klärungsorientierte Therapie. Sie geht in die Hintergrundforschung, beschäftigt sich mit zugrundeliegenden Konflikten und Problemen, die teilweise bis weit in die Kindheit zurückliegen. Hierbei geht der Analytiker im Grundgedanken davon aus, daß der Patient selbst dazu befähigt wird, das Symptom abzubauen, wenn zurückliegende Konflikte auch emotional gelöst werden.
Die Therapie arbeitet nicht zielorientiert, sondern an dem, was aktuell ist. Der Psychologe hält sich dabei zurück, wartet auf das, was der Patient in die Stunde mitbringt und worüber er berichtet. Der Patient wird hierbei nicht zu Übungen angeleitet, bekommt keine Hausaufgaben und erstellt keine Selbstbeobachtungsprotokolle.

Die Psychoanalyse ist grundsätzlich eine sehr intensive Therapieform. Termine finden meist dreimal wöchentlich statt. Im Normalfall liegt der Patient, hat so keinen direkten Blickkontakt zum Therapeuten.
Die tiefenpsychologisch fundierte Therapie findet zumeist ein- bis zweimal wöchentlich statt, ist nicht ganz so intensiv wie die Psychoanalyse. Der Patient sitzt dem Therapeuten gegenüber.

Die Verhaltenstherapie beginnt in den fünf probatorischen Sitzungen mit der Erhebung einer Verhaltensanalyse. Hier wird versucht die Beschwerden anhand der Lebensgeschichte zu erklären. Dabei ist die nur insofern von Interesse, wenn sie für die jetzigen Beschwerden eine Rolle spielt. Und auch nur in diesem Fall wird an ihr gearbeitet.
Nach diesen fünf Sitzungen erarbeiten Therapeut und Patient gemeinsam eine Hypothese oder ein Störungsmodell. Anhand dessen entwickeln sie, ebenfalls gemeinsam, einen Behandlungsplan, wobei dann entschieden wird, ob vordergründig an den Hintergrundproblemen gearbeitet oder rein die Symptome bearbeitet werden. Das ist oftmals keine Entweder-Oder-Entscheidung, sondern eine Vereinbarung über die Reihenfolge, denn zumeist wird sowieso beides im Rahmen der Behandlung bearbeitet.
Das Ziel dieser Therapie ist, den Patienten zum Experten für die eigene Erkrankung zu machen. Das bedeutet, die Patienten lernen die Auslöser für ihr Verhalten zu identifizieren und sich entsprechend der Auslösesituation anders zu verhalten.

Im Bereich der Hintergrundbearbeitung könnte das wie folgt aussehen: Wenn beispielsweise jemand die Haare ausreißt, wenn er angespannt ist, würde die Frage lauten, woher diese Anspannung kommt. Vielleicht wäre es

in der einen oder anderen Situation für den Patienten sinnvoller, sich abzugrenzen, so daß es erst gar nicht mehr zum Haarereißen kommt. Das kann geübt werden.
In der Symptomtherapie besteht die Behandlung aus einer systematischen Abgewöhnung. Dazu gehört ein Aufmerksamkeitstraining, wo genaue Aufzeichnungen darüber geführt werden, wann und in welcher Situation Haare ausgerissen werden sowie dem Bewußtwerden der Gewohnheit des Haarziehens. Ferner ist das Erlernen einer konkurrierenden Reaktion erforderlich. Das bedeutet, daß sich der Betreffende dazu zwingt, in dem Moment, wo ihn die Gewohnheit überkommt, eine Bewegung oder eine Reaktion durchzuführen, die ihn davon abhält, an den Haaren zu ziehen. Im weiteren Verlauf sollen Entspannungsübungen dazu verhelfen, den Drang zu mindern. Wichtig ist auch die Belohnung durch sich selbst oder andere, wenn man es schafft, dem Zwang zu widerstehen und statt dessen neue positive Gewohnheiten angenommen hat. Zum Abschluß dieser Therapie wird versucht die neuen Verhaltensweisen auf alle Bereiche des Lebens auszuweiten, so daß es nicht mehr zum Haare zupfen, egal aus welchen Gründen auch immer, kommt.

Die Verhaltenstherapie orientiert sich ziemlich strikt an den Zielen des Patienten. Diese werden im Vorfeld erfaßt und in den Behandlungsplan eingebaut.
Diese Therapieform arbeitet zielorientiert mit Hausaufgaben zwischen den einzelnen Sitzungen. Die Therapeuten erläutern genau, worauf sie hinauswollen, fragen wie der Patient mit den einzelnen Situationen umgeht und erarbeiten gemeinsam, was er noch ausprobieren kann, um zum Ziel zu gelangen. Die Patienten werden dazu angehalten zu berichten, welche Erfahrungen sie gemacht haben und wie man die Situation noch verbessern kann.

Es sollte auf jeden Fall in Betracht gezogen werden, daß generell, egal für welche Therapieart Sie sich entscheiden, mit Wartezeiten zu rechnen ist. Die können in einigen Fällen bis zu mehreren Monaten betragen.

Als Alternative oder zusätzlich zu einer Psychotherapie, steht eine medikamentöse Behandlung mit sogenannten SSRI's (Serotonin-Wiederaufnahme-Hemmern) zur Verfügung. Eine solche Therapie darf und kann nur von einem erfahrenen Arzt durchgeführt werden. Bitte versuchen Sie niemals sich mit irgendwelchen Medikamenten selbst zu behandeln!
Warum ausgerechnet SSRI's? Die heutige Medizin geht davon aus, daß bei Menschen mit Depressionen oder Zwängen sich zu wenig Serotonin im synaptischen Spalt befindet. Bei jedem Impuls der Nervenzelle in der Synapse wird Serotonin ausgeschüttet und von der nachfolgenden Zelle aufgenommen, so erfolgt die Reizweiterleitung. Ist der Reiz beendet, wird das Serotonin von der zweiten Zelle an die erste zurückgegeben, also wiederaufgenommen.
Die Serotonin-Wiederaufnahme-Hemmer setzen sich auf die erste Zelle und blockieren die Rückaufnahme des Serotonins nach Beendigung des Impulses. Das führt dazu, daß auf diese Art das Serotonin länger zur Verfügung steht.
Es gibt verschiedene Mittel, die dem Arzt für eine Behandlung zur Auswahl stehen. Alle Medikamente sind grundsätzlich verschreibungspflichtig und müssen unter ärztlicher Kontrolle, sinnvollerweise von einem Psychiater oder Nervenarzt, eingenommen werden. Die Dosierung siedelt man hierbei in dem Bereich an, in dem auch Zwangspatienten behandelt werden.
Serotonin-Wiederaufnahme-Hemmer machen nicht süchtig. Sie helfen jedoch nur während der Einnahme und nicht mehr nach Absetzen des Medikamentes. Eine

Verordnung kann immer dann sinnvoll sein, wenn es darum geht, den Leidensdruck des Patienten zu mindern, ihn auf eine Therapie vorzubereiten oder eine entstehende Wartezeit zu überbrücken.
Die gewünschte Wirkung des Mittels tritt frühestens nach zwei, manchmal auch erst nach vier Wochen ein. Gerade am Anfang ist vom Patienten eine gewisse Geduld gefordert.
Bei der neuen Gruppe der SSRI's kommt es selten zu Nebenwirkungen. Diese treten zumeist am Anfang der Behandlung auf und verschwinden im Normalfall wieder, wenn die erwünschte Wirkung eintritt. In dieser Phase ist es besonders sinnvoll, engen Kontakt zum Arzt zu halten und ihn auf eventuelle Nebenwirkungen anzusprechen, bevor man das Medikament wohlmöglich eigenmächtig absetzt.
Die neue Gruppe der Serotonin-Wiederaufnahme-Hemmer ist meist ziemlich teuer. Dennoch sollte man mit dem Arzt über deren Verschreibung sprechen, da die alten viel mehr Nebenwirkungen mit sich bringen.

Auch bei Trichotillomanie gibt es alternative Behandlungsmethoden, auf die manche Betroffene gut ansprechen. So wird von einigen berichtet, daß sie mittels einer Diät oder durch das bloße Weglassen gewisser Lebensmittel eine deutliche Verbesserung ihres Zustandes erreicht haben. Andere erzielten Erfolge durch die Benutzung bestimmter Haut- und Haarpflegeprodukte oder mit einer Behandlung mit homöopathischen Mitteln.

Aus Gründen der Vereinfachung werden hier nur die Begriffe „Patient“, „Betroffener“ oder „Therapeut“ benutzt. Diese Begriffe schließen selbstverständlich sowohl weibliche als auch männliche Patienten, Betroffene und Therapeuten mit ein.

Adressen für Betroffene

Deutsche Gesellschaft Zwangserkrankungen e.V.
Postfach 1545
49005 Osnabrück
Tel.: 0541/357 44-33
Fax: 0541/35744-35
http://www.zwaenge.de
E-mail: dgz@luce.psycho.uni-osnabrueck.de

Hier können sich alle Betroffenen über Selbsthilfegruppen im Gebiet der Bundesrepublik Deutschland informieren. Meinem Kenntnisstand nach gibt es momentan fünf davon.

Universitäts-Krankenhaus Eppendorf
Klinik für Psychiatrie und Psychotherapie und Poliklinik
Martinistr. 52
20246 Hamburg
Annett Neudecker, Dipl.-Psych.
Tel.: 040/4280-34376 (Durchwahl)
Tel.: 040/4280-34225 (Sekretariat)
E-mail: neudeck@uke.uni-hamburg.de

Am Universitäts-Krankenhaus werden Beratungsgespräche bzw. Therapien bei Trichotillomanie durchgeführt. Betroffene können hier einen Termin ausmachen und erste Informationen bezüglich Therapiemöglichkeiten erhalten.

Literatur

Neudecker, A.; Hand, I; Münchau, N.
Trichotillomanie – eine Sonderform der Zwangsstörung?
Erschienen in: Mundt, Ch.; Linden, M.; Barnett, W.
Psychotherapie in der Psychiatrie
Springer Verlag, Wien New York, 1997
S. 221 - 225

Christenson GA.; Pyle RL.; Mitchel, JE.
Estimated lifetime prevalence of trichotillomania in college students
Erschienen in: J. Clin Psychiatry (United States), Oct. 1991, 52 (10) p 415-7

Baer, Lee
Alles unter Kontrolle
Zwangsgedanken und Zwangshandlungen überwinden
Verlag Hans Huber

Rapoport, Judith
The Boy Who Couldn't Stop Washing: The Experience and Treatment of Obsessive Compulsive Disorder
Gefen Books

Erläuterungen zu den Abkürzungen

Trich	= Trichotillomanie
TTM	= Trichotillomanie
Trichster	= Betroffener mit Trichotillomanie
Trichotillomanier	= Betroffener mit Trichotillomanie
Trich-Monster	= die Krankheit selbst, gegen die man ständig kämpft
TLC	= Trichotillomania Learning Center, Santa Cruz, Kalifornien, USA
PMS	= Prämenstruelles Syndrom
Trigger	= Auslösereiz
pf	= pull free (kein Haar gezupft)
ppf	= persistently pullfree (generell keine Zupf-Anfälle, jedoch hier und da ein einzelnes Haar ausgerissen)
SSRI	= Serotonin-Wiederaufnahme-Hemmer (Selective Serotonin Reuptake Inhibitor)
Diät	= steht hier für eine besondere Ernährungsweise

Links

Links zum Thema Trichotillomanie aus dem Internet finden Sie auf meiner Homepage

http://www.astrid-krueger-medizin.de oder
http://home.t-online.de/home/astrid-krueger-linkliste

jeweils in der Rubrik Schwerpunkte: Trichotillomanie.

Ich habe mich dazu entschlossen, diese Seiten hier nicht gesondert aufzuführen, da sich viele von ihnen ständig ändern, neue hinzukommen, andere aufgelöst werden, so daß ich nur auf meiner Homepage die Gelegenheit haben werde, die jeweils aktuellen Adressen anzubieten.

Warnhinweis

Alle Informationen und Hinweise in diesem Buch wurden sorgfältig überprüft. Die Autorin übernimmt für eventuelle Schäden, die durch die Anwendung der Inhalte und der damit verbundenen Ratschläge und deren Interpretation in direkter oder indirekter Weise und Folge entstehen, keine Haftung.
Es wird darauf hingewiesen, daß dieses Buch nicht zur Diagnose und Behandlung von medizinischen oder psychischen Erkrankungen gedacht ist. Es liegt in der Eigenverantwortung des Nutzers, bei einer entsprechenden Indikation einen fachkundigen und entsprechend ausgebildeten Mediziner oder Therapeuten aufzusuchen.

All das, was an Medikamenten, Diäten, Behandlungen oder sonstigem in diesem Buch genannt wird, beruht größtenteils auf der Erfahrung einzelner Personen. Besonders bezüglich der Diät sei darauf hingewiesen, daß diese bisher nicht wissenschaftlich erforscht oder belegt ist.
Bevor Sie irgend etwas davon ausprobieren, sollten Sie grundsätzlich zunächst Rücksprache mit Ihrem behandelnden Arzt nehmen und mit ihm zusammen, sämtliche Vor- und Nachteile einer möglichen Behandlung oder Diät abwägen.

Danke

An Hartmut - für das geduldige Lesen meiner Entwürfe.

An Dagmar - fürs Lesen meiner Übersetzungen und Tips hierzu.

An Amanda – für den Kontakt zu anderen Betroffenen.

An Helen - für das Übermitteln von Literatur.

An Renate und meine Mutter - für geduldiges Zuhören.

An Bernd und Bernd – fürs Layout.

An Uschi – für die Zeichnungen.

An Annett Neudecker – für die Einleitung und die Korrektur der Fachtexte.

An alle Betroffenen mit Trichotillomanie – die mir ihre Texte zur Verfügung gestellt haben.

An alle – die zu erwähnen ich hier vielleicht vergessen habe.